Fachbuch
Klett-Cotta

Zu diesem Buch

Ängste aller Art gehören zu den häufigsten Beweggründen, um eine psychotherapeutische Praxis aufzusuchen. Entsprechend reichhaltig präsentiert sich das Spektrum an Fachliteratur dazu. Und dennoch hat genau dieses Buch bisher gefehlt. Es bietet eine Auswahl an hochwirksamen Kurz-Interventionen, die zum Teil dem hypnotherapeutischen Ansatz zuzuschreiben sind, aber auch ein Best-of aus anderen Bewältigungstechniken zur Verfügung stellen: Bonding-Psychotherapie, NLP, Systemischer Therapie und Energetischer Psychologie.

Klienten gelingt es oftmals gerade durch kurze und überraschende Interventionen in der Therapie, neue Perspektiven und Lösungsansätze für das eigene Problem zu finden. »kurz & wirksam« stellt in kompakter Form die effektivsten Kurzinterventionen praxisnah und bündig vor.

Stefan Hammel
Astrid Vlamynck
Claudia Weinspach

Ängste entzaubern – Lebensfreude finden

Die besten Interventionen aus 9 Therapierichtungen

Klett-Cotta

Klett-Cotta
www.klett-cotta.de

Printed in Germany
Cover: Jutta Herden, Stuttgart
unter Verwendung eines Fotos von © takahiro taguchi on Unsplash
Gesetzt aus der Documenta von Eberl & Koesel Studio, Kempten
Gedruckt und gebunden von Esser printSolutions GmbH, Bretten
ISBN 978-3-608-89260-4

Zweite Auflage, 2024

Bibliografische Information der Deutschen Nationalbibliothek
Die Deutsche Nationalbibliothek verzeichnet diese Publikation
in der Deutschen Nationalbibliografie; detaillierte bibliografische
Daten sind im Internet über <http://dnb.d-nb.de> abrufbar.

Inhalt

Vorwort

Als ich, *Stefan,* fünf Jahre alt war, gab es einen Nachbarshund, vor dem ich mich schrecklich fürchtete. Einmal hatte er sich zähnefletschend auf mich gestürzt und mir ins Hosenbein gebissen. Immer wieder malte ich mir aus, wie er mich bald zerfleischen würde, sodass nur noch blutige Stücke von mir übrigblieben. Ich glaubte meiner Fantasie und litt unter schlimmer Angst. Meiner Schwester entging das nicht, und sie wollte mir gerne helfen. Sie informierte mich über den richtigen Umgang mit Hunden: »Du darfst keine Angst vor ihnen haben. Hunde können das riechen, und dann beißen sie.«

Als ich, *Claudia,* einmal als Kind allein zu Hause war, hörte ich ein seltsames Geräusch. Ich war sofort felsenfest davon überzeugt, dass jemand ins Haus eingedrungen war, und verkroch mich in meinem Zimmer ins Bett, die Bettdecke über den Kopf gezogen. So blieb ich vor Angst erstarrt liegen, bis meine Eltern zurückkehrten. Meine Mutter fand mich, redete mit mir und führte mich durchs Haus. Sie zeigte mir die knarrende Kellertür, die sich manchmal von selbst etwas weiter öffnete, wenn ein Luftzug sie bewegte. Ich war zwar nicht sofort überzeugt, aber wir konnten den Sachverhalt experimentell belegen, indem ich mich wieder in mein Zimmer begab und sie in der Ferne die Tür knarren ließ. Das war ein Aha-Erlebnis für mich. Danach untersuchte ich bei seltsamen Geräuschen im Haus immer deren Ursache.

Als ich, *Astrid,* ein Kind war, hatte ich vor vielem Angst, besonders hatte ich Angst davor, im Mittelpunkt der Aufmerksamkeit zu stehen. Allein oder mit anderen Kindern in der Natur herumzustreifen und auf Hochsitze zu klettern, ängstigte mich nicht. Ansonsten war ich ein schüchternes Kind. Ich traute mich nicht einmal, mich in der Schule zu Wort zu melden. Diese Angst begann ich zu bewältigen, als ich Übersetzerin für englischsprachige Trainer aus der Bonding-Therapie und dem NLP wurde. So gewöhnte ich mich daran, vor einer Gruppe zu sprechen, musste aber nicht »als ich« sprechen. Erst als ich die fantastischen therapeutischen Möglichkeiten der Energetischen Psychologie (EP) bekannt machen wollte, fand ich die Motivation, diese Angst zu überwinden. Und ich konnte es – mithilfe der EP.

Jeder hat seine eigene, persönliche Geschichte mit der Angst. Manche unserer Angst-Geschichten haben uns geholfen, mit diesem schwierigen Phänomen umzugehen. Manche können unseren Klienten helfen, besser zu verstehen, woher ihre Angst kommt, was sie für sie tun will und wie sie besser mit ihr umgehen, sie annehmen oder loslassen können. Unsere Erfahrungen haben unser therapeutisches Arbeiten geprägt, haben Formen angenommen, die sich bewährt haben. Mit allem, was wir hier weitergeben, möchten wir dazu beizutragen, dass Ängste ihre Macht verlieren und Menschen, befreit von einer schweren Last, zu ihrer Lebensfreude finden.

Einleitung

Claudia Weinspach

Neben dem Phänomen der Depression wird uns als Therapeutinnen und Therapeuten kaum ein Thema häufiger begegnen als das der Angst[1]. Es gibt Ratgeber und ein breites Spektrum an Fachliteratur zu Angst und ihren Ursachen, wahrscheinlich auch in Ihrem Bücherschrank. In diesem Band liegt der Schwerpunkt darauf, über Jahrzehnte bewährte therapeutische Interventionsmöglichkeiten zu vermitteln. Sie stammen aus unterschiedlichen Denkrichtungen und therapeutischen Schulen, sind aus der Begegnung mit Menschen entwickelt, die sich Hilfe suchend an uns gewandt haben.

Menschen sind verschieden, und was dem einen hilft, kann für den anderen weniger passend sein. Statt *ein* Modell der Angstbehandlung als wahr und richtig anzusehen, möchten wir verschiedene Perspektiven einnehmen, um so von Begegnung zu Begegnung zu entscheiden, welche Art der Intervention wir wählen.

Sehen Sie dieses Buch als eine Ermutigung, aus dem Reichtum verschiedener Ansätze für die Transformation

---

1 Wittchen & Jacobi 2011: Die 12-Monatsprävalenz von spezifischen Phobien beträgt 6,4 % und folgt direkt der der Depression (6,9 %).

überwältigender Angst zu schöpfen und so noch mehr auf den Klienten in seiner Einzigartigkeit einzugehen. Das Buch enthält eine Fülle von Interventionen, die aus hypnosystemischen Ansätzen und dem NLP stammen, ebenso finden Sie Interventionen aus dem Bereich der Energetischen Psychologie und dem Bonding als Formen der Körpertherapie sowie aus der Systemischen Therapie. Manche unserer Interventionen benötigen eventuell Ihre Offenheit gegenüber unkonventionellen Ansätzen, weil sie sich auf den ersten Blick nicht vollständig erschließen. Nehmen Sie dies bitte als unsere Einladung zur Anregung Ihrer therapeutischen Experimentierfreude.

Von der funktionalen zur dysfunktionalen »pathologischen« Angst

Zur Unterscheidung von funktionaler und dysfunktionaler Angst ist die Psychoedukation der Patienten eine wichtige erste Säule der Behandlung.

Eine Möglichkeit der Erläuterung zu Beginn könnte beispielsweise so aussehen:

»Stellen Sie sich vor, ein Hund rennt bellend, keuchend, auf Sie zu, er ist nicht angeleint, sein Gebiss sieht gefährlich aus; weit und breit ist kein Besitzer in Sicht. Gleich beißt er zu …

Da meldet sich die Angst, warnt vor der Gefahr und sorgt damit für die notwendigen Voraussetzungen, um in dieser Situation schnell und angemessen zu reagieren. Unsere Muskeln spannen sich an, unser Herzschlag beschleunigt sich, und unsere Gedanken fokussieren auf diesen Hund.«

Selten können wir ein Gefühl so eindeutig und unmittelbar benennen wie die Angst. Sie ist zusammen mit Neugier und Lebensfreude, Wut, Traurigkeit, Einsamkeit und Ekel eine unserer basalen Grundemotionen. Sie betrifft alle Ebenen des Seins: die physiologische Ebene, die Verhaltensebene, die kognitiv-emotionale sowie die sich selbst erlebende Ebene. Angst ist direkt mit Erinnerungs- und Erwartungsfilmen verbunden. Wir fliehen, lenken uns ab, bagatellisieren, erstarren, verstummen, dramatisieren. Angstreaktionen sind individuell und kulturell verschieden.

Angst gehört zur Grundausstattung eines jeden Neugeborenen[2]. Wir werden mit der Fähigkeit geboren, Angst zu empfinden. Der Impuls, vor dem Hund zu flüchten, ist als Resultat evolutionärer Entwicklungsprozesse keinesfalls nutzlos. Die Fähigkeit, vor einer potenziellen Gefahrenquelle Angst zu empfinden, war und ist oft entscheidend dafür, ob man überlebte. Die Angst sagt uns, wann wir uns eventuell in Gefahr befinden, und ermöglicht uns, blitzschnell zu handeln, die Gefahr zu bekämpfen oder zu fliehen. In der therapeutischen Praxis sprechen wir in diesem Fall von funktionaler Angst.

Aber was macht eine Angst dann dysfunktional? Anders gefragt, wann ist es sinnvoll oder erforderlich, sie therapeutisch zu bearbeiten?

Dysfunktionale Angst ist, so gesehen, Angst, wenn sie sich ausschließlich in inneren Bildern abspielt, wenn also die Situation, um die es innerlich geht, kein Abbild der äußerlich stattfindenden Situation darstellt. Mit unseren

---

2 Phillips, Drevets, Rauch & Lane 2013.

inneren Bildern und Dialogen modifizieren wir die äußere Situation so weit, dass die abgeleiteten Gefahren aus der Perspektive eines beliebigen anderen Betrachters voraussichtlich unangemessen sind. Dies geschieht in Form einer angstgesteuerten Zukunftsvorhersage – sprich einer logisch unmöglichen oder unwahrscheinlichen Verknüpfung von Auslöser und Reaktion, verbunden mit einer Überreaktion. Dysfunktional wird Angst auch, wenn die gezeigte Reaktion zwar inhaltlich nachvollziehbar ist, in ihrer Art und Stärke aber faktisch erzeugt, was sie verhindern will, wie es zuweilen bei Angst vor Prüfungsversagen oder vor menschlicher Abweisung der Fall ist. Offensichtlich ist der dysfunktionale Charakter, wenn Angst eine harmlose Situation innerlich mit einem Gefahrensignal verbindet.

Stellen Sie sich vor, der Hund, der auf Sie zukommt, knurrt nicht, sondern wedelt freundlich mit dem Schwanz und möchte Sie beschnuppern. Doch das Bild in Ihrem Inneren ist auf einen bissigen Hund festgelegt. In Ihrer Vorstellung beißt er gleich zu; so fühlt es sich jedenfalls an. Die Angstreaktion passt nicht zu einem freundlichen, schwanzwedelnden Hund. In der Regel etabliert sich eine solche Angst aufgrund früher gemachter Erfahrungen; vielleicht hat Sie in der Vergangenheit ein Hund gebissen. So kann der freundlichste Hund ausreichen, um eine der Situation unangepasste Reaktion auszulösen.

Natürlich kann diese »Angst im Kopf« auch andere Bereiche betreffen. Beispielsweise könnte sie in der Befürchtung liegen, der Partner könne einen Unfall oder eine lebensbedrohliche Krankheit erleiden. Eine solche Angst kann aus aktuellen Ereignissen resultieren oder ohne klaren Bezug zur Gegenwart auftreten. Häufig finden wir Ängste, die sich auf bestimmte Orte und Situationen beziehen, etwa auf öffentliche Plätze und Aufzüge, Prüfungen oder Bühnenauftritte. Soziale Ängste und Agoraphobien können so weit gehen, dass die Betroffenen Schwierigkeiten entwickeln, die Wohnung zu verlassen oder sich in ein Auto zu setzen.

Da von den gerade erwähnten Szenarien in der Regel keine größere Gefahr ausgeht, könnte man erwarten, die Angst sei zu bewältigen. Man lernt schließlich dazu. Zwar gab es einmal einen Hund, der gebissen hat, aber spätestens ab dem zwanzigsten Hund, der nicht beißt, sondern freudig mit dem Schwanz wedelt, bräuchte man dem Hund keine große Bedeutung mehr beizumessen.

Doch warum passiert das nicht? Warum ist das angstgesteuerte Verhalten über die Zeit hinweg so stabil, wenngleich es womöglich oft nur eine einmalige negative Erfahrung war, auf die sich das eigene Verhalten und die dazugehörigen Gedanken gründen?

Der Grund dafür liegt darin, dass es erst gar nicht zu einem Neulernen und damit einer Veränderung des starken Gefühls kommt. Ein durch Angst gesteuerter Mensch flieht aus der für ihn beängstigenden Situation, und beim nächsten Mal flieht er erneut, und eine Woche später wieder – oft so lange, bis er oder sie alle Situationen meidet, in denen Hunde auftauchen könnten. Das Symptom entwickelt sich in einer Spirale zunehmender Vermeidung und damit einhergehender wachsender Furcht. Erst durch die Vermeidung verselbstständigt sich die Angst, wird dysfunktional und chronisch. Eine wachsende Angst vor der Angst entwickelt sich. Die zunächst spezifische Situation wird auf immer weitere Bereiche übertragen und generalisiert. War es zunächst ein bestimmter bissiger Schäferhund, den die Angst betraf, sind es im nächsten Schritt auch andere Schäferhunde, dann alle großen Hunde, und schließlich lösen alle Hunde, unabhängig von ihrer Rasse und ihrem Charakter, das Angstgefühl aus. Aus der Befürchtung, sich mit diesen Ängsten lächerlich zu machen, resultieren massive Beeinträchtigungen des Lebens – von der konsequenten Vermeidung bestimmter Orte bis hin zu sozialem Rückzug. Damit entsteht ein Kreislauf der Angst, der nicht nur neue Erfahrungen verhindert, sondern auch den betroffenen Menschen auf eine Weise einschränkt, dass er oder sie zunehmend auf äußere Unterstützung angewiesen ist.

Damit sind wir bei den phobischen Störungen angelangt, wie sie nach ICD-10 kategorisiert werden: Agoraphobie mit oder ohne Panikstörung; Panikstörung ohne Agoraphobie; spezifische, isolierte Phobien wie Flugangst, Angst vor Spinnen, Auto oder Zug fahren, Bühnenangst, soziale Phobien bis hin zur generalisierten Angststörung.

Die Angst hat sich vollständig verselbstständigt und ist nun selbst zum Problem geworden. Bei der Behandlung von Ängsten kann es in einem ersten Schritt darum gehen, eine Unterscheidung zu treffen, wann Angst funktional und gesund ist und wann nicht. Der zweite Schritt beinhaltet dann die Entscheidung für eine passende Intervention zur Überwindung der Angst – entweder durch den Betroffenen selbst oder durch einen Berater oder Therapeuten.

Alle beschriebenen Interventionen sind praktisch anwendbar und können unmittelbar eingesetzt werden.

1. Hypnose

Claudia Weinspach

Für viele Menschen ist Hypnose nicht nur eine mysteriöse und vielleicht beängstigende Angelegenheit, sie hat auch etwas Faszinierendes. Mit Hypnose können Dinge bearbeitet werden, die der Verstand erkennt, es können aber auch viele knifflige Angelegenheiten gelöst werden, die jenseits unseres bewussten Denkens liegen. Sie ist seit Jahrhunderten in unterschiedlichen Formen bekannt und wird in ihrer jetzigen Form mindestens seit Beginn des 20. Jahrhunderts angewandt. Seit einigen Jahren wird ihre positive Wirkung verstärkt neurowissenschaftlich und medizinisch beforscht.

Metastudien zeigen die hohe Wirksamkeit der Hypnose, unter anderem bei Ängsten[3].

Hypnose wirkt auf der Ebene der Symptome wie auch auf der Ebene der Ursachen. Dadurch kann man Ängste besonders erfolgreich durch Hypnose behandeln[4].

---

3 Eine Übersicht der Studien im Bereich Hypnotherapie bietet meg-tuebingen.de/downloads/WAK-Hypnose-Studien%20 Tabellarisch.pdf.

4 www.aerzteblatt.de/archiv/64599/Hypnotherapie-Bei-Aengsten-und-Schmerzen-hocheffizient. Fachbezogene Fortbildungen zur Arbeit mit Hypnose sind unter claudia-weinspach.de/fort-und-weiterbildung/dgh-curriculum-hypnose zu finden.

Um die Hypnose in der Behandlung von Ängsten souverän anwenden zu können, sollte man sich unbedingt mit den Grundlagen der Hypnose auskennen.

Angst und Hypnose

Am Beispiel mit dem Hund können Sie sich vergegenwärtigen, dass es sich bei den Angstreaktionen um klassische Trancephänomene handelt. Eindrücklich zeigt dies das Phänomen der Dissoziation, die ein Hauptmerkmal der Hypnose ist und sich im Fall von Angst als eine Art Tunnelphänomen etabliert: In einem angsterfüllten Zustand trägt man Scheuklappen. Unwillkürlich signalisiert man sich, es gäbe keine Alternativen. Die autonomen Reaktionen betreffen alle Ebenen des Seins, sie übertönen alle vorher dagewesenen Emotionen und Gedanken und nehmen das gesamte Körpererleben ein. Schließlich ist man auf all diesen Ebenen dissoziiert und erlebt sich wie ferngesteuert. Alles, was die Angst betrifft, steht im Vordergrund und wird als wahr angesehen, während der Rest des Kontexts verschwimmt.

Befindet man sich in einem dysfunktionalen Angstzustand mit den oben angesprochenen Korrelaten (mental, emotional, körperlich), ist man in einer Negativtrance. Anders ausgedrückt: Angstpatienten reagieren hypnotisch. Die vorhandenen Trancephänomene und diese offensichtlich vorhandene Fähigkeit zur Selbsthypnose lassen sich wunderbar therapeutisch nutzen.

Ich möchte Ihnen dies am Beispiel einer Klientin, die ich hier Christine nenne, erläutern.

Christine kam mit der Vordiagnose einer Agoraphobie mit Panikstörung nach ICD-10 in meine Hypnosepraxis. Nach ihren eigenen Schilderungen konnte sie verschiedene Lebenssituationen zunehmend schlechter durchstehen. Sie zog sich, um nicht zu scheitern, gewissermaßen präventiv aus solchen Tätigkeiten zurück.

Christines Mann ist freiberuflicher Künstler. Mit ihm fuhr sie über viele Jahre gerne zu seinen Auftritten und übernahm die Verantwortung für die Ton- und Lichttechnik. Inzwischen beeinflusste sie die Angst vor einem Zusammenbruch in einer fremden Stadt so sehr, dass sie sich selbst und ihre Gesundheit komplett infrage stellte. Eines Abends sprach ihr Mann von einem Musikfestival, das in einem Monat stattfinden sollte. In der darauffolgenden Nacht wachte sie schweißgebadet mit Herzrasen auf. Sie fühlte sich elend und krank, machte sich große Sorgen, dass sie bis zum Festival nicht fit genug sein würde. Vor ihren Augen erschien ein Bild, in dem sie sich selbst sah, wie sie früher einmal zusammengebrochen war. Am nächsten Tag war sie überzeugt, dass sie auf keinen Fall mitfahren könne.

Christine befand sich in einer Problemtrance und hatte eine Reihe von Trancephänomenen etabliert.

Trancephänomene und Altersregression

- Sich klein und ausgeliefert fühlen, jünger als in Wirklichkeit
- Innere Zeitreise in die Kindheit oder Jugend
- Situationen aus der Vergangenheit sind Referenzerfahrungen

- Spontanes Erinnern an ähnliche hilflose Situation in der Vergangenheit

Christine fühlte sich in dieser Nacht klein und hilflos wie in manchen Situationen als Kind. Unmittelbar und spontan fand sie sich in einem Ich-Zustand, in dem sie wieder so jung war, dass sie bei ihrer Mutter Rat und Hilfe suchte. Ihre Mutter war eine äußerst ängstliche Frau, die ihr oft das Gefühl gegeben hatte, dass die Welt sehr gefährlich sei und sie deshalb lieber zu Hause bleiben solle. Als Jugendliche hatte Christine gegen die Einengung rebelliert, doch dann erlebte sie einen sexuellen Übergriff durch einen entfernten Verwandten. Dieser wirkte für sie wie ein Beleg dafür, dass ihre Mutter recht habe. Einige Jahre später begannen Christines Ängste, zunächst vor allem die Angst vor dem Autofahren.

Altersprogression

- Die Realität wird im Sinne einer selbsterfüllenden Prophezeiung der Angstinhalte in der Zukunft antizipiert.

Das Szenario der Angst spielt sich immer in der Zukunft ab. Manchmal liegt diese weiter weg, im nächsten Monat oder erst im nächsten Jahr, und manchmal ist sie schon sehr nah, etwa kurz vor einer Prüfung, einem Bühnenauftritt oder dem Abflug des Flugzeugs.

Eines haben Altersprogressionen gemeinsam: Man ist überzeugt, die Zukunft werde so sein wie vorausgesehen, und die Gegenwart fühlt sich an, als wäre das gefürchtete

Ereignis schon passiert. Daraus kann das Phänomen einer selbsterfüllenden Prophezeiung resultieren. Die Angst bezieht sich auf eine gefühlt bekannte Zukunft und bewirkt möglicherweise sogar das, was sie befürchtet.

Christine befürchtete, beim nächsten Auftritt ihres Mannes zusammenzubrechen; deshalb »wusste« sie schon, dass sie nicht fahren könne, bevor sie fitter geworden war.

Amnesie

- Keine oder eingeschränkte Erinnerung an positive Erlebnisse und Kompetenzerfahrungen
- Bewältigte Probleme, kraftvolle Entscheidungen, Anerkennung für Geleistetes sind nicht abrufbar.

Christine hat in dieser Zeit vergessen, wie schön es beim letzten Mal war, als sie für ihren Mann eine gelungene Lichtshow inszeniert hatte und alle gejubelt hatten. Sie erinnert sich nicht mehr daran, wie sie zusammen mit ihrem Mann nach der Show auf der Bühne gestanden und sich gefreut hatte.

Zeitverzerrung

- Angstsituationen scheinen unendlich lang und das Gute verschwindend kurz.
- Durch die sichere Erwartung von Angst wächst die Angst weiter, und damit entstehen womöglich zusätzliche Angstsituationen.

Nach einer sehr gut bewältigten Situation folgt kein Gefühl des Stolzes, sondern ein Zeitsprung in die Erwartung der nächsten angstbesetzten Situation.

»Diesmal ist es zwar gut gegangen und ich konnte die Technik machen, aber beim nächsten Mal ist seine Show noch weiter weg … Wer weiß, ob ich die Autofahrt dorthin überhaupt schaffe«, befürchtete Christine.

Sensorische Veränderungen und ideomotorische Reaktionen

- Starke physiologische Stressreaktion – Herzklopfen, Zittern, Schwitzen, Hyperventilation etc.
- Veränderte Sinne – überlautes Hören
- Zitternde Beine werden als Zeichen für die bevorstehende Katastrophe gedeutet.

Christine interpretierte ihre gelegentlichen Sehstörungen sowie eine Beschleunigung ihres Herzschlags und das Zittern als Zeichen des kurz bevorstehenden Zusammenbruchs. Bei einem Spaziergang erwartete sie, dass die Beine wieder zittern, immer schwächer würden und sie dann womöglich nicht mehr zurückgehen könne. Deshalb blieb sie lieber zu Hause, wo es sicher schien.

Die eben benannten Trancephänomene bilden einen Ausschnitt des Erlebens vieler angstgeplagter Klienten ab und können um weitere Phänomene wie Katalepsie, der Analgesie, Hypermnesie, positiver und negativer Halluzination ergänzt werden. Mir geht es darum zu verdeutlichen, wie sie zur Überwindung von Ängsten utilisiert werden können. Die Utilisierung als Therapieintervention wird Milton Erickson zugeschrieben, der als der Begründer der modernen Hypnose gilt.

Hypnose verändert – wie auch systemische Ansätze, NLP, EP und Bonding – Bewusstseinszustände. Aufgrund dessen vermittelt sie von Angst heimgesuchten Menschen in kurzer Zeit die Erfahrung, dass eine Veränderung zum Besseren möglich ist.

Bei der Planung der therapeutischen Arbeit kann zwischen Symptom- und Ursachenbehandlung unterschieden werden. Beide Ansätze sind sinn- und wertvoll.

Was passiert genau während der hypnotherapeutischen Behandlung von Ängsten?

Jedem Trancephänomen im Rahmen einer Problemtrance können wir ein Phänomen im Rahmen einer Lösungstrance gegenüberstellen und damit unseren Klienten verfügbar machen. Durch die Verbindung mit vorhandenen, nur vergessenen Kompetenzen und dem Aufbau neuer Möglichkeiten leisten wir Ressourcenarbeit. So verwandeln wir den ängstlichen Zustand in einen Ressourcenzustand. Da die Angst alle Ebenen betrifft, habe ich die Interventionen jeweils nach der Ebene (physiologisch, kognitiv-emotional, Selbstbild, Verhalten, soziales Umfeld) gegliedert, auf die die Intervention zielt.

Die Transformation der Angst im Kopf zielt unter anderem auf folgende Erfahrungsebenen ab:

- **Auf der Körperebene:**
  »Ich bin ruhig und stark.«
- **Auf emotionaler Ebene:**
  »Ich bin gelassen, geborgen und sicher.«
- **Auf der Verhaltensebene:**
  »Ich tue, was ich will!«
- **Auf der Ebene des Selbstbildes:**
  »Ich kann mir selbst voll und ganz vertrauen.«
- **Auf der sozialen Ebene:**
  »Ich werde respektiert und respektiere andere.«

Die Interventionen auf der **Körperebene** verfolgen vor allem zwei Ziele, einerseits die parasympathische Aktivierung und den Ressourcenaufbau von Kraft, Stärke und Ruhe, also Entspannung und eine Neudeutung (Reframing) von Körperempfindungen. Einen besonderen Beitrag zur Entspannung leisten Atemübungen.

Es erfolgt eine Umschaltung von einer psychovegetativen Stressreaktion in eine Entspannungsreaktion.

Energieatmung

Diese Atemtechnik ist für Menschen geeignet, die inneren Druck loswerden wollen. Sie funktioniert durch das Luft-Anhalten und dann stoßweise Ausatmen ähnlich eines Ventils, durch das Druck entweicht. Die Atemübung kann drei bis fünf Mal durchgeführt werden.

»Nehmen Sie einen tiefen Atemzug und legen dabei mit geschlossenen Augen den Kopf etwas nach hinten in den Nacken.

Nur so weit, wie es sich angenehm anfühlt. Dann halten Sie die Luft an und zählen innerlich bis zehn. Wenn Sie spüren, dass Sie noch mehr Luft haben, zählen Sie ein zweites Mal, so weit Sie kommen, die Zehnerreihe. Erst wenn der Drang auszuatmen sehr stark wird, öffnen Sie die Lippen und atmen durch den Mund mit geschlossenen Zähnen mit dem Laut ›tsch-schsch …‹ vollständig aus, nehmen Sie dabei den Kopf wieder mit nach vorne und lassen ihn mit dem Ende des Ausatmens etwas auf die Brust sinken. Nun einfach gleichmäßig weiteratmen. Nach einigen Atemzügen, in denen der Atem ganz von selbst fließen kann, wiederholen Sie das tiefe Einatmen, Luft anhalten und stoßweise Ausatmen mit ›tschschsch‹«.

Vier-zu-sechs-Atmen

Durch diese Atemübung kann man die durch Angst häufig auftretende Hyperventilation beeinflussen. Der langsamere Rhythmus fördert die Umschaltung in eine vegetative Entspannung und sorgt damit für ein zunehmendes Gefühl von innerer Weite im Brustkorb.

Hierfür beginnt man beim Einatmen innerlich zu zählen: »Einatmen 2 – 3 – 4« … »Ausatmen 2 – 3 – 4 – 5 – 6« … »Einatmen 2 – 3 – 4« … »Ausatmen 2 – 3 – 4 – 5 – 6« …
Der Atemrhythmus wird nun für zwei bis fünf Minuten beibehalten. Eventuell bietet es sich an, einen Timer zu stellen. Bei Bedarf kann der Rhythmus um acht Ausatemtakte erhöht werden: »Einatmen 2 – 3 – 4 – 5 – 6« … »Ausatmen 2 – 3 – 4 – 5 – 6 – 7 – 8« …

Die Berge als Stellvertreter

Die Stellvertretertechnik ist eine Form der indirekten Kommunikation, bei der das zentrale zu behandelnde Thema nicht direkt benannt, sondern durch einen Stellvertreter verkörpert wird. Es kann sich um jedweden Inhalt handeln, der im Falle einer direkten Ansprache nicht aufgenommen würde.

Generell lassen sich die Methoden der indirekten Kommunikation, wie sie bei Milton Erickson beschrieben wurden, sowohl in der Hypnose als auch im Gespräch einsetzen (konversationale Hypnose). Sie eignen sich einerseits zur Veränderung von Körperempfindungen und kognitiv-emotionalen Qualitäten, andererseits zur Veränderung des Selbstbildes und des (sozialen) Verhaltens. Unterscheidbar sind statische und dynamische Stellvertreter. Die statischen Stellvertreter repräsentieren einen gewünschten Zielzustand, während die dynamischen Stellvertreter einen Prozess von einem unerwünschten, angsterfüllten Zustand in eine ruhige Kraft oder ein anderes hilfreiches Erleben beschreiben. Dynamische Stellvertreter können durch therapeutische Geschichten oder Metaphern eingebaut werden[5].

Zur Behandlung von Ängsten eignen sich insbesondere Stellvertreter, die Gefühle von Ruhe, Stabilität, Vertrauen und Sicherheit transportieren. Auf der Körperebene kann beispielsweise der Anblick von Bergen die Empfindung von Ruhe und Stabilität vermitteln.

---

5 Vgl. den Abschnitt »Therapeutisches Erzählen«.

1. Die qualitativen Merkmale, die mit der Stabilitäts- und Sicherheitsempfindung verbunden sind, werden festgelegt, etwa die Erfahrung von Unangreifbarkeit.
2. Die Suggestionen, die vermittelt werden sollen, werden gewählt: »Ruhig und unerschütterlich stehen sie da.«
3. Eine Verknüpfung zwischen dem Stellvertreter – Berge – und den Suggestionen wird hergestellt: »Im Herzen Europas stehen die Alpen in ihrer majestätischen Schönheit. Ruhig stehen sie da, seit Menschengedenken und darüber hinaus. Sie lassen sich nicht erschüttern …«

Eine Kurztrance über die Berge könnte so aussehen:

»Seit Menschengedenken und darüber hinaus befinden sich die Alpen im Herzen Europas und beeindrucken ihre Betrachter durch ihre Schönheit. Ruhig und majestätisch stehen sie da. Manchen Schneesturm haben sie erlebt, klirrende Kälte und heiße Sonnenzeiten. Einige höhere Teile des Gebirges sind sogar im Sommer mit Schnee bedeckt, und hin und wieder sieht man kleine Wasserfälle, die aus vielen kleinen Bergquellen stammen und den geschmolzenen Schnee ins Tal transportieren. Es gibt alle Größen von Bergen: kleine Familienberge, die man am Wochenende ein Stückchen erwandern kann, und größere für den erfahrenen Wanderer. Jeder Berg dieser eindrucksvollen Gebirgskette steht für sich, und ein jeder hat seine eigene Geschichte. Wenn man durch sie hindurch in die Täler wandert, kann man ihre ruhige Kraft förmlich unter den Füßen spüren. Berge lassen sich durch nichts erschüttern. *Sie* lassen sich durch nichts erschüttern. Beim Einatmen kann man förmlich riechen, wie die frische Luft zwischen den Tälern zirkuliert und sich zuverlässig immer wieder erneuert. Es ist ein bisschen, als würden die Berge eine Gelassenheit ausatmen, die vom Betrachter aufgenommen werden kann. So stehen sie da, ruhig und stabil. Man kann sich auf sie verlassen ...«

Der Stand des Baumes

Die folgende Tranceintervention kann Klienten dazu verhelfen, über ein Netz hilfreicher Assoziationen Stärke zu tanken. Ein imaginärer Baum dient als Fixierungspunkt für den Aufbau einer körperbezogenen Trance. Die stärkende Körperarbeit hilft bei der Verbesserung des Körperbewusstseins und der Beziehung zum eigenen Körper. Sie ermöglicht auf einfache und schnelle Weise einen direkten Zugang zu eigenen Kraftquellen. Durch die aktive Umsetzung vermittelt die Körperarbeit weiterhin ein Erleben von Selbststeuerung und Kontrolle.

Viele Menschen sind dankbar, wenn sie – wie es in der Hypnose üblich ist – die Erfahrung von Verwurzelung, Kraft und Sicherheit in einer bequemen Position erleben. Grundsätzlich ist das Erleben von Sicherheit und Geborgenheit im Sitzen oder Liegen stärker. Das Vertrauen in die eigene Kraft wird häufig im Stehen – vor allem im Erleben der Fähigkeit, Balance zu halten und sich zu verwurzeln – besonders deutlich spürbar.

Ziel der Übung ist es, die Erfahrung von Kraft, Sicherheit und Verwurzelung im Körper zu erleben und den eigenen Fähigkeiten zuzuordnen.

Verschiedene Varianten des »Baumstandes« werden gezeigt und gemeinsam erprobt. Das Finden der passenden Position und das Ankommen darin ist bereits der erste Teil der Induktion, der dann erweitert wird.

»Finden Sie die Position, in der Sie sich am besten mit Ihrem Baum verbinden können ... und lassen Sie sich zunächst viel Zeit, alles in Ihrem Körper zu spüren, was jetzt in Ihrer Wahrnehmung ganz von allein auftaucht ...«

»Sie können alles von selbst geschehen lassen ... Sie können sich auf Ihr Unbewusstes verlassen ... und während ein Teil Ihres Bewusstseins alle Eindrücke im Körper wahrnimmt, mag ein anderer Teil weiter dem Klang meiner Stimme folgen ... es ist angenehm zu spüren, wie es jetzt immer leichter wird, dem Atem in seiner natürlichen, rhythmischen Bewegung zu folgen ... Es ist ein Austausch von Lebensenergie ... so wie das Blut, der Lebenssaft, durch uns Menschen fließt, so wird im Einatmen der Sauerstoff aufgenommen und im Ausatmen alles abgegeben, was nicht mehr gebraucht wird ...« *(Die Therapeutin greift die Ideomotorik*[6] *auf und begleitet sie.)*

»Vor Ihrem inneren Auge erscheint nun das Bild von Ihrem Baum, den Sie schon kennengelernt haben und der Ihnen schon früher Kraft gegeben hat ...

Und nun können Sie sich entscheiden, in welcher Form Sie sich heute mit ihm verbinden wollen ... Sie können sich zum Beispiel an seine Wurzeln setzen und sich an seinem Stamm anlehnen ... oder Sie können ihn umarmen ... so wie Sie es im Moment brauchen.« *(Die Therapeutin unterstützt den Rapport durch Körpersprache.)*

6 Unter Ideomotorik versteht man in der Hypnotherapie die Arbeit mit unbewusst initiierten Körperbewegungen.

»Vielleicht möchten Sie später einmal in ihn hineinschlüpfen und in seiner Höhle all den Schutz und die Sicherheit in sich aufnehmen, so wie es Ihnen guttut ...
Spüren Sie weiter den Fluss Ihres Atems und nehmen Sie dabei wahr, wie kleine Verbindungswurzeln sich auf angenehme Weise mit der Erde verbinden, sodass Sie die Nahrung aus der Erde durch Ihre Zehen und die Füße aufnehmen können ... fühlen Sie, wie Sie von kraftvoller Energie durchströmt werden, wie Sie in der Verbindung mit Ihrem schönen Baum Ihre eigene Kraft immer deutlicher spüren ... die Lebensenergie Ihres Baumes wandert von seinen Wurzeln durch den Stamm zu allen Zweigen und den Blättern, die ihn schmücken ... die Blätter nehmen alles in sich auf ... sie wissen, wie sie die Nahrung nutzen, um gesund und stark im Leben zu stehen ... angelehnt an Ihren Baum, in Ihrem Baum ... als Ihr Baum ... lassen Sie sich viel Zeit, die Nährstoffe aufzunehmen und zu verteilen ... in jeden Ast, in jeden Zweig, in alle Blätter ... alles geschieht ganz von allein ... eine ganz reale Erfahrung, die zu Ihnen gehört ... Sie erleben, dass es immer selbstverständlicher wird, sich mit Ihrem Baum zu verbinden ... Ihre Kraft zu spüren ...«

Interventionen auf emotionaler Ebene und der Ebene des Selbstbildes: »Ich bin gelassen, geborgen und sicher. Ich kann mir selbst voll und ganz vertrauen.«

Besondere Ziele dieser Arbeit sind der Aufbau von konkurrierenden Emotionen mit dem Ergebnis der gelingenden Ressourcennutzung, die Reduktion der Angstintensität sowie der belastenden Altersregressionen und -progressionen.

Mein kleiner Herzhüpfball

Die Intervention fördert den Aufbau von Resilienz und die Stärkung des seelischen Immunsystems, speziell trägt sie dazu bei, den eigenen Herzensmut zu fühlen. Dies dient als Gegenpol zu Verzagtheit und Angst. Ziel der Trance ist es, sich mutig zu fühlen und sich etwas zuzutrauen, indem man eine innere Verbindung zu einer Situation herstellt, in der man bereits etwas Wichtiges gewagt hat und dadurch stärker wurde.

Die Therapeutin fordert den Klienten auf, einen ungestörten Platz zu finden. Über die Atmung wird eine Trance eingeleitet. Die Therapeutin begleitet und intensiviert den Rapport.

»Es tut einfach gut zu fühlen, wie mit jeder Atembewegung etwas mehr Platz im Brustraum entsteht. Mit jedem Ausatmen können Sie noch mehr alte Luft auspusten und neuen Raum schaffen. Vielleicht können Sie schon das gleichmäßige und kraftvolle Klopfen Ihres Herzens spüren und nun einfach Ihr Unbewusstes bitten, eine Erinnerung an eine Situation einzuladen, in der Sie etwas geschafft und gemeistert haben. Eine Situation, die Sie Überwindung und Mut gekostet hat. Da gab es eine Herausforderung ... Sie haben sie gemeistert, haben etwas geschafft, wovor Sie Angst hatten ... Ihr Unbewusstes erinnert Sie an Ihre Situation, indem es die Bilder zu Ihnen holt und wieder lebendig werden lässt ... es erlaubt Ihnen, Ihren Mut jetzt lebendig werden zu lassen, und holt die Bilder zu Ihnen ... Spüren Sie Ihren Atem in Ihrem Herzensraum ... lassen Sie ihn kraftvoll fließen ... vor Ihrem inneren Auge entsteht die

Situation von damals ... die nicht leicht war, damals erschien sie Ihnen zunächst unüberwindbar ...
Und da gab es Ihre innere Führung, die Ihnen bei Ihrer Situation damals gesagt hat, was Sie tun sollen. Diese innere Stimme, Ihren Herzensmut, vielleicht können Sie die Stimme hören, spüren Sie Ihren Stolz, dieses innere kleine Feuer, das Ihnen Energie und Kraft gibt ...
Fühlen Sie einfach in sich hinein und lassen Sie die Bilder in sich lebendig werden, hören Sie Ihre mutige Herzensstimme ... Es fühlt sich wirklich gut an, und es ist ganz real, es ist eine Situation, die Sie gemeistert haben, die anstrengend für Sie war, die Sie trotzdem gut geschafft haben ... fühlen Sie Ihren Stolz, wie mutig Sie waren ... sehen Sie sich selbst von außen in Ihrem Erfolg ... gut so ... ja ... und nun atmen Sie noch intensiver an die Stelle in Ihrem Körper, wo Sie Ihren Herzensmut am deutlichsten fühlen ... wenn Sie möchten, können Sie eine Hand dorthin legen [verankern] ... überallhin fließt Ihre Kraft, diese innere Flamme, Ihr Motor, der Sie dabei unterstützt, all das zu tun, was Ihnen wichtig ist ... und Sie haben erlebt, dass Sie es schaffen, dass Sie etwas Schwieriges meistern können ... das ist ein Teil, der ganz real zu Ihnen gehört ... atmen Sie ihn bewusst ein und holen ihn noch näher zu sich ... jetzt können Sie all das genießen, so ist es gut ...
... und auch später werden Sie erleben, wie Ihr Mut, wie Ihr Herzensmut Sie begleitet ... auch wenn Sie in Ihrem Alltag wieder Ihren Aufgaben nachgehen ... merklich und unmerklich werden Sie sich erinnern ... der Prozess wird weitergehen ... Ihr Mut begleitet Sie überallhin, weil er ein Teil von Ihnen ist, der zu Ihnen gehört und der immer selbstverständlicher wird, je mehr Sie ihn fühlen ...

Dann entsteht nach einiger Zeit vor dem inneren Auge das Bild einer kleinen Skulptur, die ganz besondere Eigenschaften hat ... weil sie alle Unruhe und Unsicherheit, die sie von außen empfängt, in sich aufnimmt und in ruhige Kraft verwandelt. Sie enthält alle Fähigkeiten und Erinnerungen an die Situation, in denen Sie sich ruhig und sicher gefühlt haben ... komplett gelassen waren ...

Wie sieht sie aus? Wie ein Gefäß, oder hat sie eine kompakte Form? Ist sie wie ein lebendiges Wesen, zum Beispiel ein Baum, der Kohlendioxid in Sauerstoff verwandelt? Oder wie ein Tier, das eine ruhige Stärke ausstrahlt?... Schauen Sie sich die Form an, in der sie erscheint ... Ihre Kompetenzskulptur ist mit der Fähigkeit ausgestattet, Ihre Unruhe in ruhige Kraft zu verwandeln ...

Einfach schauen ... welche Form hat sie ... welche Farbe?

Vielleicht pulsiert Ihre Skulptur mit dem Rhythmus Ihres stetigen Atmens ... verändert möglicherweise auch ihre Farbe, während sie alles von Ihnen ausgeatmete körperliche Unwohlsein in Stärke transformiert ...

Sie ist wie ein magischer Gegenstand, den man berühren kann, und schon spürt man, wie alle Unruhe sich in ruhige Kraft verwandelt ... Sich nun Zeit nehmen für diese wunderbare Erfahrung ... Man kann die Skulptur einfach anschauen, und man kann sie mit den Händen erfühlen. Alle ausgeatmete Unruhe verwandelt sich und erscheint neu als ruhige Kraft. Nehmen Sie sie nun – wenn Sie möchten – einmal ganz in Ihre Hände und spüren Sie das kraftvolle Pulsieren, das sich als ruhige Stärke auf Sie überträgt. Sie können sich nun selbst einfach erlauben, alles das aufzunehmen, so viel Sie brauchen und es Ihnen guttut. Überall dort, wo Sie in Ihrem Körper die ruhige

Kraft brauchen, kommt sie an, während Ihre kleine Powerskulptur sich in Ihre Hand schmiegt.
Sie können sie sich nun einfach füllen lassen, alles andere kann abfallen. Ruhige Kraft in den Beinen, im Becken, in der Brust, in den Armen und Händen. Der Kopf ganz klar und leicht … ein Gefühl der Gelassenheit entsteht in der Verbindung mit der Skulptur, die Ihnen sagt: ›Du kannst dich auf mich verlassen‹…«

Meine Klientin Christine kann sich bei aufkommenden Sehstörungen inzwischen für einen Augenblick hinsetzen, bewusst die Atmung verlangsamen und ihr Ressourcen-Bild, den starken Löwen, zu sich holen und mitnehmen. Er hilft ihr, sich geschützt und sicher zu fühlen. Die Sehstörungen sind zwar nicht ganz verschwunden, aber sie bemerkt, dass sie vieles sehen kann, obgleich das Bild etwas unscharf ist. Ebenso ist ihr Herzklopfen für sie nun ein Signal, dass sie sich um sich selbst kümmert. Ihre Angst kommt zwar noch hin und wieder auf, sie nutzt diese jedoch für ihre Ressourcenaktivierung.

Verhaltensebene und soziale Ebene: »Ich tue, was ich will, und werde respektiert!«

Hier geht es um Motivation, um Lust auf Veränderung und vor allem darum, die einseitig durch Angst gesteuerte Wahrnehmung zu verändern. An die Stelle der bisherigen Vermeidung treten neue, hilfreiche Handlungsskripte. Nach der Induktion kann die Therapeutin mit der folgenden Intervention fortfahren.

Kristallkugeln

»Vor Ihrem inneren Auge erscheinen einige Kristallkugeln, vielleicht drei oder vier, ... die vor Ihnen im Raum schweben ... jede von ihnen enthält eine Szene aus Ihrer Vergangenheit, wichtige Erfahrungen aus Ihrer Lebensgeschichte ... Schauen Sie sich die Kugeln genau an, die erste Kugel bleibt vor dem inneren Auge stehen und zeigt ihren Inhalt ... dann auch die zweite und dritte ... schauen Sie sich die Erfahrungen an, und sobald Sie sich der nächsten Kugel zuwenden und in die Betrachtung ihres Inhaltes vertiefen, kann der ›Ja-Finger‹ sich heben.

Während Sie sich die Kristallkugeln genauer anschauen, können Sie sicher sein, dass Ihr Unbewusstes damit beschäftigt ist, alle Erfahrungen und Erlebnisse in eine gute innere Ordnung zu bringen ... Ihr Unbewusstes ist dazu in der Lage, in Ihren Erfahrungen den für Sie wichtigen roten Faden zu verfolgen und Ihnen zur Verfügung zu stellen ...

Und je mehr Sie sich innerlich zurücklehnen, desto intensiver bearbeitet Ihr Unbewusstes die Erfahrungen und fügt sie auf neue Weise zusammen ... etwas ganz Neues entsteht ...

... und so taucht vor dem inneren Auge eine neue, größere und schimmernde Kristallkugel auf, die irgendwie anders aussieht ... sie strahlt förmlich und bleibt genau in der Mitte des Blickfeldes stehen.

... beim Blick hinein löst sich etwas Altes und bleibt zurück, während das Bild im Inneren der schimmernden Kristallkugel langsam klarer wird.

Es kann sehr angenehm sein, sich ein paar tiefe Atemzüge Zeit zu lassen und anzuschauen, was dort auftaucht. Eine neue

Erfahrung … die Kristallkugel zeigt ein Erlebnis der Zukunft … hier sehen Sie sich, wie Sie selbst Ihr Leben in die Hand nehmen.« *(Die Therapeutin lässt sich erzählen, welche Details sichtbar sind, und verknüpft diese mit der Suggestion von Gelassenheit und Zuversicht.)*

»… Schauen Sie sich alles genau an, spüren Sie, wie gut es sich anfühlt … dieses Gefühl von Sicherheit, Gelassenheit und neuer Lebensfreude …« *(Die Therapeutin kann das automatische Heben des ›Ja-Fingers‹ begleiten: »Ja … sehr gut …!«)*

Bei einer Zukunftsprogression sieht Christine sich allein am Meer spazieren gehen. Wenn die Sehstörungen auftreten, macht sie einen Spaziergang mit ihrem Löwengefühl und kann sich jederzeit zwischendurch hinsetzen. Wenn sie glaubt, dass es ihr guttut, fährt sie mit zur Show, auch, wenn sie sich zwischendurch im Hotelzimmer ausruht. Insgesamt gelingt es ihr besser, sich so anzunehmen, wie sie ist.

2. Utilisation

Claudia Weinspach

Die Annahme, dass alles im Leben in irgendeiner Form sinnvoll und nützlich sein kann, bietet einen guten Ausgangspunkt für das Verstehen der Strategie der Utilisation bzw. der Utilisierung[7], die von dem Psychiater Milton Erickson begründet wurde. Erickson argumentierte, dass es der Klient selbst sei, der alles bereitstelle, was für eine positive Veränderung notwendig sei[8]. Alle Verhaltensmuster, Überzeugungen und Erfahrungen, alles Gelernte liefere die Substanz für Veränderungen und könne zu seinem Wohl eingesetzt werden. Erickson beschrieb zum einen die Notwendigkeit, zum anderen die Wichtigkeit der vollständigen Akzeptanz des Klienten. Diese Akzeptanz kann paradoxerweise zu einer zwingenden Kraft für die Veränderung werden. Der erste Schritt in der Therapie besteht nun darin, in der Akzeptanz der vorhandenen Situation Bedingungen herzustellen, in denen der Klient von sich aus sein Denken, Fühlen und Handeln ändern kann. Damit wird er gänzlich in den Heilungsprozess einbezogen, auch mit den Persönlichkeitsanteilen, die auf den ersten

7 Nutzen von Elementen der therapeutischen Ausgangssituation zum Erreichen der Zielsituation.

8 Zu den dahinter stehenden therapeutischen Strategien s. Short & Weinspach 2010.

Blick für ihn selbst oder den Therapeuten ungünstig erscheinen.

Grundsätzlich beinhaltet Utilisation eine Haltung der Wertschätzung und kreativen Nutzung all dessen, was unmittelbar im »Hier und Jetzt« vorhanden ist. Dabei kann es sich um alles handeln, was die Person selbst – bewusst und unbewusst – an Voraussetzungen und Eigenschaften mitbringt, sowie ihre Lebensumstände und den Kontext der therapeutischen Situation[9]. So können Werthaltungen, Vorlieben und Abneigungen, Gedanken, Gefühle und auch nonverbale Ausdrucksformen für das Gelingen der Therapie genutzt werden. Ebenso lassen sich Geräusche, Gerüche, andere Umgebungseinflüsse und natürlich das Symptom selbst utilisieren. Alles hat seinen Wert, auch das, was auf den ersten Blick störend oder schädlich erscheint. Es bringt nichts, dagegen anzukämpfen. Vorteilhafter ist es, ihn zu utilisieren.

Umgebungsvariablen utilisieren

Wenn Sie in der Therapiesitzung eine Hypnose durchführen wollen, ist es natürlich wünschenswert, dass die Klientin die Erfahrung einer ungestörten Trance in geschützter Umgebung macht. Doch hin und wieder kommt es vor, dass es während einer Tranceinduktion an der Tür klingelt, weil beispielsweise ein Päckchen abgegeben werden soll. Auch ein unvorhergesehen notwendiger Toilettengang seitens der Klientin könnte eine Trance ungewollt unterbre-

9 Geary 2009, 73 ff.

chen. Utilisierung beinhaltet in diesem Kontext, Ereignisse zu nutzen, als wären sie nicht störend, sondern willkommen, ja sogar erwünscht. Beim Klingeln der Türglocke oder bei einem anderen Außengeräusch kann eine Therapeutin sagen:

»… Ist es nicht wunderbar, dass dieser Klingelton – fast wie ein Wecker, nur umgekehrt – die Erfahrung des tiefer Insichhineinspürens beschleunigt und geradezu bahnen kann? Einfach mit dem Verklingen des Tons ins Innere horchen und wahrnehmen, wie die Geräusche im Inneren die Außengeräusche ablösen und den Weg frei machen …«
»… und während ich nun zur Tür gehe, kann sich Ihre Trance noch weiter vertiefen … Ihr Unbewusstes wird Ihnen während meiner Abwesenheit Ihren eigenen Weg zeigen, der Sie in den nächsten Minuten in Ihre innere Welt hineinführt, dabei einfach zehn oder fünfzehn tiefe Atemzüge nehmen …«

Wenn ein Toilettengang notwendig ist, kann man den Klienten darin bekräftigen, wie wichtig es ist, sich zunächst um alle körperlichen Bedürfnisse zu kümmern, um so bestmögliche Bedingungen dafür herzustellen, dass die im Anschluss weitergeführte Trance vom Unbewussten sinnvoll genutzt wird. Man könnte dem Klienten bei der Rückkehr vom WC sagen:

»Es ist einfach toll, wie gut Ihr Unbewusstes Ihnen im ersten Tranceteil bereits die Möglichkeit eröffnet hat, Ihre Bedürfnisse genau wahrzunehmen und sich um Notwendiges zu kümmern. Im zweiten Teil der Trance werden Sie nun sehen, wie sich Ihr

Erleben für Ihre unbewussten Bedürfnisse gleichermaßen öffnet …«

Sprache als Einstieg in die Ressourcenwelt und als Angstantagonist

Bei der Utilisierung der Sprache von Klienten kann man die Inhalte des Gesagten wie auch das Sprachmuster, also die Wortwahl, Lautstärke und Satzmelodie, aufgreifen.

1. Einen Inhalt aufgreifen:
Wenn eine Klientin erzählt, dass sie vor dem Therapietermin aus einer anderen Stadt angereist ist, könnte eine Utilisierung darin bestehen, wie nebenbei zu erwähnen, dass das »Unterwegssein« als etwas Lohnenswertes zu verstehen ist, auch wenn man sich manchmal zunächst überwinden muss, um die unbekannte Situation anzugehen. Man kann eine Anekdote dazu erzählen, wie bei vielen Menschen in einer Autofahrertrance ganz unbemerkt Ressourcen aktiviert werden, die etwas später, in der Therapiesitzung, zugänglich werden … »wenn Sie gleich … noch nicht jetzt … in eine leichte Trance gehen werden …«

2. Sprachmuster spiegeln:
Ein Klient erzählt zum Beispiel zu Beginn der Sitzung auf die Frage, wie es ihm gehe, dass er sich schon seit Wochen vorgenommen hätte, endlich wieder auf seinem Rennrad Strecke zu machen und sich dabei richtig auszupowern, aber dass ihm immer etwas Wichtiges dazwischengekommen sei. In der Einleitung der Trance könnte die Therapeu-

tin davon sprechen, »... wie nützlich es ist, alle vorhandenen Gedanken zu denken, während das Unbewusste alle wichtigen Dinge erledigt ... damit der Weg frei wird ... um jetzt oder auch in paar Atemzügen aufs Rennrad zu steigen und sich beim Treten in die Pedale aller Belastung zu entledigen ...« Im weiteren Verlauf kann eine Ressourcentrance gestaltet werden, »... in der es guttut, auf dem Rennrad Strecke zu machen und dabei neue Straßen mit geschmeidigem Straßenbelag zu entdecken, was einen geradezu anspornt, sich richtig auszupowern ...«

Körpersprache und Trancephänomene utilisieren

Nicht nur während einer formalen Tranceinduktion kann ein aufmerksamer Therapeut unbewusste Bewegungen wie das Wippen eines Fußes, einen Positionswechsel im Stuhl oder auch einen tieferen Atemzug des Klienten wahrnehmen. In der Trance werden solche Bewegungen durch das Auftreten von Trancephänomenen wie dem Empfinden von Leichtigkeit oder Armschweben ergänzt. Alle ideosensorischen und ideomotorischen Komponenten lassen sich im therapeutischen Kontext utilisieren:

»... Ich bin sehr gespannt, was mir Ihr Fuß erzählen kann, wenn er von links nach rechts wippt, bestimmt hat er schon eine Idee zu ...«

»... und zur Vorbereitung der inneren Aufgabe, die Sie sich selbst gestellt haben, hat Ihr Unbewusstes schon begonnen, auf seine eigene Weise die Trance einzuleiten ...«

In Truismen können unbestreitbare Wahrnehmungen beschrieben werden:

»Ihre Muskeln beginnen sich zu lösen, und nun machen sich auch die Stellen, die im Körper jetzt noch angespannt sind, in ihrem eigenen Tempo bereit für Ihre gute Tranceerfahrung … weil Sie wissen, dass Gutes in seiner ganz eigenen Zeit geschieht …«
»… während Ihr linker Arm leichter wird, immer leichter … und schließlich beginnt nach oben zu schweben …, genau …, hat Ihr Unbewusstes bereits damit angefangen, in einem für Sie passgenauen Suchprozess Lösungen zu finden …«

Erinnerungen als Ressourcenverstärker utilisieren

Wenn eine angstbesetzte Situation bevorsteht, kann es helfen, sich in einer Trance mittels einer beiläufig induzierten Altersregression daran zu erinnern, dass es bereits früher geklappt hat, etwas Komplexes und Schwieriges zu lernen. Erinnerungen an das Lernen des Alphabets, das Schwimmen oder Fahrradfahren lernen können solche Erfahrungen sein, vorausgesetzt, dass sie damals erfolgreich bewältigt wurden.

Solche Erfahrungen können in der Tranceinduktion benannt und ausführlich beschrieben werden. Im zweiten Schritt kann eine signifikante persönliche Erinnerung benannt werden. Die Therapeutin kann etwa so vorgehen:

»Beim Zuhören erinnere ich mich daran, wie herausfordernd es für mich und viele von uns als Kinder war, die Buchstaben des

Alphabets zu lernen ... da war zum Beispiel das kleine ›m‹ mit den zwei Bögen nach unten und das kleine ›n‹ mit seinem einzelnen Bogen ... es sah dem kleinen ›u‹ nur allzu ähnlich, nur dass der Bogen nach unten ging, ... und noch schwieriger war später die Unterscheidung zwischen dem kleinen ›u‹ und dem kleinen ›v‹, die sich nur in der unteren Spitze auseinanderhalten lassen ... und wie lange es gedauert hat, bis das Wort ›Hans‹ und ›Haus‹ beim Lesen in ihrer Bedeutung als etwas Verschiedenes erkennbar wurden ..., und jetzt kann die Erinnerung einmal weiter wandern in eine Situation, die Sie gleichermaßen bewältigt haben und im Nachhinein sehr stolz waren, die Sie sich vorher überhaupt nicht zugetraut hatten ... Ihr Unbewusstes zeigt Ihnen nun genau diese Situation ...«

Utilisierung von Grundhaltungen: Auto oder Fahrrad?

Wenn ein Klient sich beispielsweise für seine Langsamkeit und der damit verbundenen Angst, nicht mithalten zu können, tadelt, kann die therapeutische Utilisierung darin bestehen, ein Reframing der ungeliebten Langsamkeit in Richtung »detaillierte Wahrnehmung mit Zeit und Sorgfalt« vorzunehmen.

In der Therapiesitzung kann eine improvisierte kleine Geschichte über das Reisen mit unterschiedlichen Arten der Fortbewegung – mit dem Auto, dem Fahrrad und zu Fuß – ein Weg sein, die Fähigkeit des sorgfältigen Wahrnehmens sowie das Innehalten im Augenblick positiv zu beleuchten.

Eine Geschichte zum Thema Langsamkeit kann so aussehen:

»Wenn man eine Reise plant und eine unbekannte Gegend besser kennenlernen möchte, ist es immer die Frage, wohin man als Nächstes reist – ob in ein anderes Land oder vielleicht in die Nachbarregion – und natürlich auch, wie man sich fortbewegen möchte. Mit dem Auto geht die Reise sicherlich am schnellsten, vor allem, wenn man die Autobahn wählt, um baldmöglichst anzukommen, ... doch der Nachteil ist, dass man nicht sehr viel von der Umgebung sieht, durch die man fährt. Wenn man mit dem Fahrrad unterwegs ist, dauert es länger, aber dafür sieht man viel mehr von der unmittelbaren Umgebung, und weil es so schön ist, möchte man mitunter auch zwischendurch anhalten, sich vielleicht eine schöne Wiese anschauen, ein Picknick machen, und wenn man den ganzen Weg zu Fuß läuft, dauert es am längsten, und man sieht am meisten. Da tauchen auf einmal weitere Details auf, die sonst auf jeden Fall im Verborgenen geblieben wären: Zum ersten Mal in diesem Jahr eine Libelle ... ein bunter Schmetterling ..., und ich frage mich, welcher Weg für Sie und Ihr Unbewusstes in der jetzigen Zeit der richtige ist, ... denn manchmal kann es wichtig sein, auf dem Weg zum Ziel für Momente innezuhalten ... um den Duft einer Blüte voll und ganz in sich aufzunehmen ...«

Utilisation von Erwartungen

Eine weitere Möglichkeit, im Sinne der Utilisierung all das zu nutzen, was ein Klient oder eine Klientin selbst mitbringt, besteht darin, die Erwartungen bezüglich der Veränderungsmöglichkeiten in Richtung Kraft und Unerschrockenheit zu nutzen. Das kann auf verschiedene Weise geschehen und ist davon abhängig, wie offen die Erwartungen kommuniziert werden. Um solche Erwartungen zu utilisieren, können neben dem Alltagsbewusstsein mehrere unterschiedliche Ich-Zustände (Ego States) symbolisch dargestellt werden. Dafür werden mehrere Positionen im Raum eingeführt:

1. Vier Stühle werden im Raum positioniert.
2. Der erste Stuhl symbolisiert die generelle *Bereitschaft für die Überwindung der Angst in der Therapie.* Dieser Stuhl steht für den jetzigen Moment.
3. Der zweite Stuhl steht für die *Verbindung mit dem Mut im Alltag,* zum Beispiel den Grad von Aufmerksamkeit des Klienten oder der Klientin bei einer Tasse Tee oder Kaffee in der Küche.
4. Der dritte Stuhl symbolisiert einen *Zustand des inneren Gewahrseins*; hier besteht Zugang zu Gedanken und Gefühlen und auch zu den tieferen Hoffnungen, was die Therapie bewirken möge.
5. Der vierte Stuhl ist ein Platz am Kamin mit dem Blick in ein wärmendes Feuer mit der direkten *Verbindung zu den tiefen unbewussten Träumen und Erwartungen* hinsichtlich der eigenen Unerschrockenheit. Hier kann der Klient oder die Klientin sich in die hypnotisierenden Flammen vertiefen, dem Knistern des Feuers lauschen und Botschaften aus seinem Unbewussten im Dialog mit dem Feuer austauschen.

Der Klient wählt selbst, wo er sich als Erstes hinsetzen möchte, vertieft sich in die Situation und wechselt dann zum nächsten Stuhl seiner Wahl. Hierbei kann ein Dialog zwischen Therapeutin und Klient erfolgen. Es kann aber auch ein »stiller« innerer Prozess stattfinden, der auf der Ebene körpersprachlichen Ausdrucks von der Therapeutin begleitet wird.

Utilisation des Symptoms

Sämtliche Aspekte des Individuums und seiner spezifischen Lebenssituation können utilisiert und damit nutzbar gemacht werden. Geht es um die Utilisation des Symptoms selbst, ist es wichtig, zunächst Abstand von der Vorstellung zu nehmen, das Symptom entfernen zu wollen. Vielmehr steht als Erstes die Würdigung des Symptoms im Mittelpunkt der Intervention. Motivation für mehr Akzeptanz kann entstehen, sobald ein Sinn mit dem Symptom assoziiert wird, der auf der Ebene der Funktionen oder Ursachen des Problems wirkt. Die Angst kann eine wichtige Botschaft übermitteln. Hinter der Utilisierung von Symptomen steht regelmäßig eine Einladung zur Selbstakzeptanz.

Wie kann die Angst als Botschafterin des Unbewussten utilisiert werden?

Von der Annahme ausgehend, dass die Angst als eine sinnvolle Botschafterin fungiert, kann man sie in einer Trance als Person oder Lebewesen externalisieren. Man kann dann mit dem Wesen freundlich in Kontakt treten, sich mit ihm vertraut machen und es darum bitten, etwas über seine Botschaft zu erzählen.

Die Angst wird als Ressource angesehen und neu gerahmt. Das Symptom wird utilisiert, um die Arbeit auf der Ebene der Ursachen zu vertiefen.

Die Angstgeschichte explorieren

Um die Ursache eines Symptoms herauszufinden, ist es häufig sinnvoll, mit der Vergangenheit zu arbeiten.

Sie können die Klientin einladen, bei leichter Trance in die Vergangenheit zu reisen (partielle Altersregression) und dort untersuchen, was damals Angst ausgelöst hat und sie heute wieder auslöst. In der Ursprungssituation führen Sie eine Exploration in Trance durch und halten mit dem Erarbeiteten nach Ressourcen Ausschau, die noch nicht zur Verfügung standen, weil sie damals nicht erkennbar waren oder noch nicht existierten.

Meine Klientin Christine fand bei einer solchen Reise in ihre Vergangenheit Ermahnungen ihrer Mutter, die ihr auf viele Arten zu verstehen gaben, dass die Welt ein äußerst gefährlicher Ort sei, an denen man jederzeit mit dem Schlimmsten zu rechnen habe, z. B. Äußerungen wie: »Lege deine Kleidung beim Schlafengehen immer so hin, dass du jederzeit fliehen kannst …« oder »Halte immer eine gute Unterhose parat, wenn du das Haus verlässt, falls du plötzlich ins Krankenhaus musst«. Die implizite und von Christine verinnerlichte Botschaft lautet: Besser ist es, zu Hause zu bleiben. Christine erkennt, dass sie sich bisher von den Ermahnungen ihrer Mutter hat steuern lassen. Nun spürt sie ihre eigene Kompetenz und trifft eine neue Entscheidung.

Lassen Sie die Klientin in einem ersten Schritt mit einer leicht bis mittelmäßig spürbaren Angst auf einer gedachten Zeitlinie innerlich bis zu dem Punkt bzw. der Lebenssituation reisen (Altersregression), an dem das Unbewusste signalisiert, dass hier wichtige Informationen zur Verfügung stehen.
Im zweiten Schritt verlangsamen Sie das Zeiterleben (Zeitdehnung): »Lassen Sie die Lippen leicht werden, sodass sie sich öffnen können, während alles andere in Trance bleibt bzw. sich diese womöglich weiter vertieft.«
Explorieren Sie die Geschichte behutsam und validieren Sie dabei alle Bedürfnisse und Empfindungen der Klientin, sodass sie als neue und positiv beachtete Erfahrungen erlebt werden.

Wichtig ist es anzuerkennen, dass Belastungen wie Kindheitstraumata, Prägungen oder frühkindliche Entscheidungen sich nicht sofort zu lösen brauchen, dass also Altes nicht immer sofort erledigt werden muss. Formulieren Sie alle Sätze so, dass die Klientin ihnen gut zustimmen kann und in eine generelle Haltung der Zustimmung kommt (Yes-Set). Was immer die Klientin erlebt und ausdrückt, wird akzeptierend und zuversichtlich utilisiert. Die Arbeit kann auch der Regie des Unbewussten übergeben werden, das die noch offenen Themen »in seinem eigenen Tempo sicher und zuverlässig löst«.

3. Neuro-Linguistisches Programmieren

Astrid Vlamynck

Die Anfänge des NLP gehen zurück auf **Richard Bandler**, der aus der Mathematik und Gestalttherapie kam, und den Linguisten **John Grinder**. *Neuro* steht für das Gehirn, *linguistisch* für Sprache und *Programme* für die Physiologie des Körpers. Aufbauend auf den Arbeiten von **Alfred Graf Korszybski, Gregory Bateson, Noam Chomsky, Humberto Maturana** und **Francesco Varela** begannen sie in den frühen 1970er-Jahren die Kommunikations- und Veränderungstechniken von besonders effektiven Kommunikationskünstlern, namentlich von genialen Therapeuten, zu erforschen. Zu Anfang analysierten sie die Arbeitsweise von **Fritz Perls, Virginia Satir** und **Milton Erickson**. Sie filterten die Strukturen heraus, die besonders gut funktionieren, und brachten sie in eine lehr- und lernbare Form. »Ihre Leistung kann gar nicht hoch genug angesetzt werden[10]«. Später wurden unter anderem die Entscheidungs- und Verhaltensstrukturen von Walt Disney, Jesus Christus, Sigmund Freud[11] und auch weniger bekannter Menschen modellhaft beschrieben (»modelliert«), um die

10 Mohl 2018, 2
11 Dilts 1994

Essenz ihres Erfolgs für andere Menschen nutzbar zu machen.

Die subjektiven Muster glücklicher Lösungen werden von da aus immer weiter zu erfolgreichen Interventionen verfeinert. NLP fragt: Was genau macht jemand, der eine besondere Begabung hat, der etwas besonders gut kann?[12] Wie funktioniert Motivation – für langfristig lohnende Ziele? Wie ein gutes Selbstbild? Wie werden gute Entscheidungen getroffen? Wie kann man essen, damit das Wohlfühlgewicht erhalten bleibt? Was erleben und tun Menschen, die Belastungen gut verarbeiten, die langfristig glückliche Beziehungen haben – auch zu sich selbst? Was hilft Widerstandskraft zu entwickeln? Was machen Menschen, die keine Angst haben vor Brücken, Fahrstühlen oder Hunden, kein Lampenfieber, sondern Lebensmut und Freude erleben? Was muss man sehen, hören, fühlen und in welcher Abfolge, und wie kann man die Sprache nutzen, damit man das auch andere Menschen lehrt?

Bandler und Grinder entdeckten, was sie die »Struktur der Magie« nannten. Situativ angepasste Interventionen sollen es demzufolge erlauben, eingeschränkte Modelle zu erweitern, indem neue Wahlmöglichkeiten erkannt, erprobt und automatisiert werden.

Angst zu verstehen kann helfen, sie als weniger unerträglich zu empfinden und Neugier zu entwickeln, wie sie zu regulieren ist. Angstgefühle gründen auf angeborenen, evolutionsbiologisch sinnvollen Abwehrreaktionen vor am

12 Bandler 1995

Boden krabbelnden Tieren, vor Dingen, die unerwartet im peripheren Blickfeld erscheinen, vor Höhe, Dunkelheit, vor Unbekanntem, vor Isolation. »Von denen, die keine Angst hatten, stammen wir nicht ab«, so Gerald Hüther[13].

Für mich ist NLP das Gewöhnen an gute Zustände. Das Gute wird durch das Bessere ersetzt. Dieser Transfer gelingt mit NLP oft sehr elegant.

Die folgenden Übungen habe ich aus der Vielzahl von NLP-Interventionen zusammengestellt, weil sie ohne NLP-Kenntnisse umgesetzt werden können. Selbstverständlich kann ein versierter Trainer Klienten noch umfassender unterstützen bzw. kann es vorteilhaft sein, die eigenen Kompetenzen mit einer NLP-Fortbildung zu erweitern.

Das Programm unterbrechen

Separatoren sind tolle Möglichkeiten, während eines aufkommenden Angsterlebens eine Verschnaufpause und oftmals schon eine erste bewusste Erleichterung zu erleben. Erproben Sie zusammen mit dem Klienten eine oder mehrere der unten stehenden Anregungen, um zu entdecken, welche besonders passend ist.

- Aktivieren Sie ein strahlendes Lächeln und zwinkern Sie mit den Augen.
- Atmen Sie durch die Poren der Füße ein und aus.

13 Vor geraumer Zeit in einem seiner vielen schönen Vorträge …

- Führen Sie die Augen nach oben über den Horizont in den visuellen Bereich.
- Malen Sie mit der Nasenspitze Symbole in die Luft. Und zwar in winzigen Bewegungen. Bemerken Sie, wie dadurch die Augen, die Schulter- und Nackenmuskulatur besser durchblutet und mit Nährstoffen versorgt werden und wie sie anfangen, weicher zu werden.
- Stellen Sie sich ein Quadrat in angenehmer Größe, Entfernung und Farbe vor. Stellen Sie sich beim Atmen vor, dass Sie jeweils eine Seitenlänge lang einatmen, dann halten Sie eine Seitenlänge lang die Luft an. Für eine Länge atmen Sie aus. Für eine Länge halten Sie die Luft an. Wiederholen Sie diesen Ablauf, bis Sie ruhiger geworden sind.
- Zählen Sie, wenn möglich hörbar, sonst auch innerlich, rückwärts.
- Wählen Sie eine Musik, die Ihnen in diesem Erleben hilfreich ist, zunächst real, später kann auch die innere Vorstellung dieser Musik ausreichen, um sich Erleichterung zu verschaffen.
- Lösen Sie Kiefer, Zunge und Schultern. Dabei kann es Ihnen helfen, die Zunge um das äußere Zahnfleisch gleiten zu lassen und danach die Zungenspitze am oberen Gaumen anzulehnen. Lassen Sie den Brustkorb weich werden, ebenso den Bauch und dann auch den gesamten Körper, so gut es Ihnen schon möglich ist.
- Verlagern Sie Ihr Gewicht im Stehen auf den linken Fuß. Den rechten Fuß stellen Sie etwas nach vorn und führen Sie den Blick nach oben rechts. Bewegen Sie den linken Fuß auf und ab. Beklopfen Sie mit dem linken Zeigefinger Ihre Wange. Betrachten Sie die Angst aus dieser Perspektive. Nehmen Sie wahr, was sich verändert.

Das Programm wechseln: Mittendrin oder mit Abstand

Die folgende Übung schult die Fähigkeit, den Unterschied zwischen assoziiertem und dissoziiertem Erleben zu erkennen. Assoziiert sein bedeutet, sich »mittendrin« zu erleben. Das ist bei angenehmem Erleben sehr schön. Wenn es aber um Angstgefühle geht, ist Dissoziation, ein Abstand zum sinnlichen Erleben, angenehm. Lernen Sie mit der folgenden Übung zu erkennen, wie Sie assoziiert und dissoziiert erleben und wie Sie wechseln können. Das erlaubt Ihnen, das Angenehme intensiver zu erleben und das Belastende weniger stark bzw. weniger symptomatisch darauf zu reagieren.

Denken Sie an etwas, das Sie sehr gern machen. Nehmen Sie dazu zwei verschiedene Perspektiven ein:

1. Beobachter-Perspektive, dissoziiert: Schauen Sie mit angenehmem Abstand, zum Beispiel wie von einem schönen Balkon, auf die äußere Welt und die Person, die Sie sind, wenn Sie das erleben, was Sie sehr gern machen. Was hilft Ihnen, diese Außenperspektive herzustellen? Was verändert sich dadurch im Körper? Wie verändern sich die Gedanken? Wie verändern sich die Gefühle?
2. Ich-Perspektive, assoziiert: Sehen Sie durch Ihre Augen. Erleben Sie sich in dem, was Sie sehr gern machen, von innen. Was verändert sich dadurch im Körper? Wie verändern sich die Gedanken? Wie verändern sich die Gefühle?

Sie können lernen, den Modus zu wechseln. Wann immer Sie sich ängstlich fühlen, lernen Sie in die Beobachter Position zu wechseln, um Abstand und Zeit zu gewinnen und erst einmal zu überlegen!

Die Lichtbrücke zum Ressourcentransfer

Diese Übung ist nützlich, um sich in Situationen, die bisher beängstigend waren, kreativ und handlungsfähig zu fühlen[14].

1. Dissoziation: »Sie stehen auf dem Balkon und beobachten aus sicherem Abstand das Geschehen. Was verändert sich im Körper, in den Gedanken, Gefühlen?«
2. Ressourcenaufbau: »Stellen Sie sich vor, mit Ihnen wären andere Lebewesen auf dem Balkon, die jetzt genau wüssten, was zu tun ist – vielleicht ist da eine berühmte Person, vielleicht ein Mensch, den Sie sehr schätzen, vielleicht auch ein Fabelwesen, das Sie immer schon bewundert haben. Sie spüren vielleicht sogar schon, wie gut Ihnen diese Anwesenheit tut.«
3. Ressourcentransfer: »Wenn Sie von oben so herabblicken, welche Ressourcen und Kräfte würden Ihnen jetzt dort unten im Geschehen helfen? Stellen Sie sich vor, wie Sie genau diese Kräfte nach unten senden können – zum Beispiel über eine Lichtbrücke oder einen Regenbogen, der vom Balkon aus genau ins Herz des Geschehens zu Ihnen nach unten

14 Diese Übung habe ich gemeinsam mit Kussai El-Chichakli entwickelt.

reicht. Senden Sie alle Kräfte, die jetzt notwendig sind. Welche Ressource braucht es noch? Und welche noch? Senden Sie alles über die Lichtbrücke oder den Regenbogen nach unten. Und bemerken Sie die Veränderungen.«

4. Öko-Check: »Gibt es irgendwelche Einwände, die dort unten zu beachten wären? Oder sind genügend Kräfte unten angelangt, damit alles Wesentliche vorhanden ist, um gut voranzukommen?«
5. Assoziation: »Jetzt können Sie selbst vom Balkon wieder nach unten gehen. Wenn Sie wollen, können Sie auch den Regenbogen oder die Lichtbrücke nutzen, die Sie sanft nach unten gleiten lässt. Und mit jedem Atemzug atmen Sie sich mehr und mehr in sich hinein, wie Sie dort unten stehen. Und Sie spüren die neuen Kräfte und Ressourcen.«

Der Beobachter-Platz, der Angst-Platz und das Verschmelzen mit dem hilfreichen Ort

Diese Übung nutzt reale Positionswechsel und ist besonders für einen kinästhetisch betonten Zugang zu individuell hilfreichen Ressourcen nützlich.

1. »Wählen Sie drei Plätze, die in V-Form angeordnet sind. Ein Platz direkt vor Ihnen, zwei oberhalb – so nebeneinander, dass Sie leicht mit je einem Fuß in beiden zugleich stehen können. Direkt vor Ihnen ist der Ort für die weise Beobachterin bzw. den weisen Beobachter. Links davor, weit genug weg, der Platz für das Angsterleben und rechts daneben der Ort für die Ressourcen.«
2. »Schauen Sie auf den Beobachter-Platz und stellen Sie sich

vor, Sie sehen dort sich selbst als weisen wohlwollenden Beobachter. Entdecken Sie, wie die Beobachterposition von außen zu erkennen ist. Die Atmung ist wahrscheinlich ruhig, der Blick weich, die Muskulatur entspannt.«

3. »Gehen Sie auf diesen Platz: Schlüpfen Sie in die Beobachterrolle, werden Sie zu einer wohlwollenden Freundin oder zu einem wohlwollenden Freund. Wie ist es, als gute Freundin bzw. guter Freund da zu sein? Was unterstützt diesen Zustand? Was hilft Ihnen, um aus angenehmer Entfernung auf die Situation zu schauen? Aufrichten? In das Hara[15] hinein entspannen? Welcher Atem? Welche Art zu schauen? Die Vorstellung, durch ein umgedrehtes Fernglas zu blicken? Von einer Hightech-Schutzhülle umhüllt zu sein? Mitgefühl statt Mitleid? Was sehen und verstehen Sie aus dieser Perspektive?«
4. »Gehen Sie kurz auf den Platz der ängstlichen Person: Erleben Sie, wie es hier ist. Gibt es neue Erkenntnisse?«
5. »Dann gehen Sie mit diesen Entdeckungen wieder auf den Beobachter-Platz. Was können Sie als weiser Beobachter-Schutzengel-Mentor erkennen, was der Person auf dem Platz links oben, die noch Angst erlebt, helfen könnte? Zum Beispiel: Sich geborgen, verbunden und sicher zu wissen. Oder: eine hilfreiche Farbe? Eine bestimmte Musik? Das Vertrauen: Ich will, ich kann und ich tu's? Frieden? Verständnis? Trost? Kreativität? Zentriertheit? Balance? Zuversicht? Mut? So oder so ähnlich oder auch ganz anders …

15 Das Hara liegt etwa eine Handbreit unter dem Bauchnabel. Nach Vorstellung der asiatischen Hochkulturen ist hier das menschliche Zentrum.

Fangen Sie also beispielsweise mit ›geborgen, verbunden und sicher‹ an. Schauen Sie auf den Platz rechts oben und lassen Sie ein Ich erscheinen, das sich auf eine wundervolle Art und Weise geborgen, verbunden und sicher weiß. Und selbst wenn Sie das nur ungefähr oder nur zu sieben Prozent kennen, ist das ein guter Anfang und lässt sich ausbauen! Was ist zu erkennen?«

6. »Dann treten Sie auf den Ressourcen-Platz und erleben Sie den Zustand ausgiebig in Ihrem Inneren. Legen Sie dann eine Hand auf Ihr Herz und, wenn Sie so weit sind, nehmen Sie alles mit und gehen damit wieder auf den Beobachter-Platz.«
7. »Bemerken Sie, was jetzt schon anders ist. Dann fragen sie sich, was die ängstliche Person zusätzlich bräuchte. ›Okay, also: Zuversicht.‹ Sehen Sie sich selbst in einer Situation, als Sie zuversichtlich waren. Was sieht man von außen, wenn Sie zuversichtlich sind? Beschreiben Sie es.«
8. »Wenn Sie es deutlich vor Augen haben, wechseln Sie auf den Platz rechts vor Ihnen und erleben Sie diese Zuversicht intensiv in Ihrem Inneren, assoziiert.«
9. »Wenn die Zuversicht bewusst ganz wach in Ihnen ist, legen Sie eine Hand auf Ihr Herz und gehen Sie mit alldem, zusätzlich zu ›geborgen, verbunden und sicher‹, auf den Beobachter-Platz. Verfahren Sie so mit jeder Ressource, die Sie noch benötigen.«
10. »Wenn Sie nichts Weiteres brauchen, 80 Prozent reichen meist, gehen Sie vom Beobachter-Platz auf den Erlebens-Platz und rufen dort jede der einzelnen Qualitäten nacheinander intensiv wach und legen Sie jeweils die Hand auf Ihr Herz.«

11. »Sobald das gut klappt, erlauben Sie sich, alle guten Zustände gleichzeitig zu erleben. Wie ist das? Wenn dieser neue Zustand ein Symbol wäre, dann wäre es …? Wenn es eine Metapher gibt, was taucht auf?« »Ah: Es ist wie ein Tiger« (oder wie ein Springbrunnen, ein Spitzenklasse-Orchester, ein Space Shuttle, ein Baum …).«
12. »Und wenn Sie mit dem Erleben zufrieden sind, treten Sie – nur – mit dem linken Fuß auf den Platz der Ängstlichen. Sie erleben jetzt den ängstlichen Zustand und den Power-Ressourcenzustand gleichzeitig. Erlauben Sie, dass es verschmilzt. Lassen Sie alles einfach geschehen, bis es zur Ruhe kommt.«
13. »Wenn Sie zufrieden sind, machen Sie eine Geste, um das Ergebnis in sich zu verankern.«
14. »Senden Sie das Neue in die Zukunft und in die Vergangenheit, entdecken Sie, wie es dort mit dem Neuen anders ist, und lassen Sie sich überraschen, auf welche Weise es ab jetzt anders ist. Ihr Bewusstes und Ihr Unbewusstes können diesen Ablauf jederzeit nachjustieren im Alltag oder auch im Schlaf. Lassen Sie sich überraschen, welche wohltuenden Veränderungen sich zeigen werden. Demnächst oder schon bald oder zu gegebener Zeit. Vielleicht ab sofort schon sehr deutlich oder allmählich immer mehr.«

Kinästhetische Fast Phobia Cure

Diese Übung ist in der Therapie von Phobien und traumatischen Trigger-Reaktionen sehr hilfreich[16].

1. Das Angstthema für sich identifizieren und dabei das Gefühl im Körper spüren – wo genau?
2. Das Gefühl aus dem Körper herausnehmen (Dissoziation), es zum Beispiel auf den Handteller legen und beschreiben: Wie groß ist es? Welche Farbe hat es? Welche Form? Und wenn es eine Drehrichtung hätte, welche wäre das?
3. Die Drehrichtung umkehren – immer schneller und schneller – und die dabei auftretenden Änderungen bewusst wahrnehmen.
4. Das veränderte Gefühl zurück in den Körper bringen und weiterdrehen lassen – dabei die Änderungen in den Empfindungen zum Angstthema beobachten.

Baden im See der Möglichkeiten

Diese Technik hilft, um während einer angstbesetzten Situation Zuversicht in Handlungsmöglichkeiten zu entwickeln, die vorher nicht zur Verfügung stand[17].

---

16 Ursprünglich wurde sie von Richard Bandler entwickelt. In dieser Form ist sie von mir in Kooperation mit Kussai El-Chichakli formuliert.

17 Der visuell-kinästhetische Swish geht auf Richard Bandler zurück. Diese Version ist angelehnt an Carsten Gramatke (NLP-Zentrum Berlin).

Ankommen: »Eine wunderschöne Landschaft erscheint, mit angenehmer Temperatur und traumhaften Lichtverhältnissen. Eine Landschaft, die Sie kennen, oder eine, die Sie neu kreieren. Es ist eine ganz besondere Landschaft. Es macht Spaß, sich darin zu bewegen. Alles ist genau richtig. Dann taucht er auf – der See. Die Oberfläche des Sees ist spiegelglatt und glitzert wunderschön. Sobald Sie in den See springen, werden Sie eintauchen in das wohlige Wasser und bis in jede Körperzelle hinein die vielen guten Möglichkeiten, die im See auf Sie warten, spüren. Wenn Sie darin baden, wird das Wasser Sie reinigen von allem, was nicht mehr nützt, und es wird alle Energie, die bisher auf nicht so gute Weise gebunden war, auf die richtige Art an die richtigen Stellen leiten und Sie versorgen mit allem, was Sie brauchen, um die Angst zu überwinden, damit sie sich in Mut und Stolz, in Tatkraft und Entdeckerfreude und noch mehr verwandeln kann.«

Ein erstes Bad im See: »Achten Sie darauf, wann Sie bereit sind für ein Bad in diesem See. Wie wollen Sie hineingelangen: Springen? Rennen? Oder schreiten? Langsam, bewusst, jeder Schritt ein Genuss? Wie immer Sie es machen, ist es richtig. Bevor Sie hineintauchen, stellt sich auf der Oberfläche des Sees das Thema der Angst dar. Und dann tauchen Sie ein, und das Bild zerbirst, und Sie baden in diesem besonderen See und beginnen zu spüren, wie die Möglichkeiten bei Ihnen ankommen. Spüre es … Genieße es … Nimm es tief in dich auf … in jede Körperzelle. Baden Sie ausgiebig in diesem See, nehmen Sie sich so viel Zeit, wie Sie mögen.

Und wenn Sie bereit sind, steigen Sie aus dem See an das Ufer und genießen Sie die Seenlandschaft in vollen Zügen und mit allen Sinnen.«

Ein zweites Bad: »Und dann ein bisschen schneller. Sie wenden sich wieder dem See zu, ganz in Ihrer Zeit, und Sie schauen auf die glatte Seeoberfläche, und wieder erscheint das Thema, das Sie einschränkt, kurz auf dem See. Und dann springen Sie hinein, und das Bild zerbirst, und Sie tauchen ein in den wohligen See aller Möglichkeiten und spüren die Freiheiten dieser Möglichkeiten in jeder Körperzelle ankommen. Spüre es ... Genieße es ... Nimm es tief in dich auf ...

Und wenn Sie bereit sind, steigen Sie aus dem See an das Ufer und genießen die Seenlandschaft.«

Ein drittes Bad: »Sie wenden sich wieder dem See zu, ganz in Ihrer Zeit, und Sie schauen auf die glatte Seeoberfläche, und wieder projiziert sich das Thema, das Sie einschränkt, auf den See. Und Sie springen wieder hinein. Das Bild zerbirst. Und Sie tauchen tief ein in den wohligen See der vielen Möglichkeiten und nehmen alles tief in sich auf.«

Mehrfach wiederholen: »Und jetzt noch etwas schneller: Sie steigen ans Ufer, projizieren das Thema der Einschränkung auf den See, springen hinein, das Bild zerbirst, und Sie tauchen tief ein in den See aller Möglichkeiten, die Sie in jede Körperzelle aufnehmen.

Und jetzt richtig schnell: ans Ufer, Projizieren, Springen, Zerbersten, tief Eintauchen, Aufnehmen.

Und nehmen Sie dieses Gefühl aller Möglichkeiten – tief in jeder Körperzelle verankert – mit in Ihren Tag und spüren Sie, wie es sich immer weiter entfaltet in Ihrer fernen Zukunft. Erlauben Sie, dass sich die positiven Veränderungen auf eine umfassend richtige Art und Weise etablieren, dass das überflüssig Gewordene den Weg frei macht für wunderbar Neues, Frisches, Besseres. Erlauben Sie sich, das Gute mit einer Geste oder Bewegung zu verankern, damit es in Zukunft noch besser zur Verfügung steht, wann und wie immer es gut für Sie ist. Und das kann weiter gehen, vertieft werden, ergänzt oder abgeändert, bewusst und unbewusst, genau wie es für Sie und Ihr Leben gut ist. Vielleicht ist es gut, dass Ihnen und anderen diese Veränderungen gleich bewusst werden, vielleicht ist es auch gut, wenn es zunächst ganz in Ruhe im Unbewussten Wirkung entfalten kann, und irgendwann werden Sie überrascht feststellen, was sich alles verändert hat.«

4. Therapeutische Grüße

Stefan Hammel

Bei den therapeutischen Grüßen handelt es sich um eine Form der Ultrakurzhypnose. Auf Tranceinduktion und Exduktion wird verzichtet, lediglich wird eine kompakte Kernbotschaft an das Unbewusste gesendet. Diese Botschaft wird als Gruß, Anfrage, Bitte oder Mitteilung an eine Instanz wie »Ihr Gehirn«, »Ihr Körper« oder »Ihre Angst« adressiert. Die Intervention beginnt also mit einer Formel wie: »Richten Sie doch bitte Ihrem Gehirn aus …« Das bewusste Denken, mit »Sie« angesprochen, ist nur Überbringer und nicht Adressat des Grußes, der sich ans unwillkürliche Deuten, Erleben und Verhalten richtet. Die Aktivierung von Einwänden, Skepsis oder Alarmsignalen aufgrund früherer Traumatisierung wird umgangen, indem die Botschaft gar nicht an den Klienten selbst gerichtet wird, dieser also auch nicht zu antworten braucht.

Würden wir den Klienten auffordern: »Haben Sie keine Angst!«, würde der Klient uns womöglich – im Namen seines bewussten Denkens – erwidern: »Sie haben gut reden! Ich weiß nicht, wie das geht!« Bitten wir den Klienten dagegen: »Sagen Sie doch bitte dem Kontrollzentrum Ihres Gehirns, es darf jetzt gern Gelassenheit produzieren, wo es bisher Unruhe erzeugt hat«, wird er eher lächeln oder antworten: »Na, ich werd's ausrichten.« Üblicherweise reagieren wir auf Grüße nicht mit Fragen, Protest oder Diskussionen. Daher setzen die Klienten auch solchen Grüßen kaum Widerspruch entgegen. So wird deren Inhalt schnell und zuverlässig von den unbewussten Instanzen in ihnen umgesetzt.

Verständlicherweise finden manche Menschen solche Grüße etwas wunderlich. Um sicher zu sein, dass sich die Klienten ernst genommen fühlen, ist es günstig, wenn sie sich von Anfang an angenommen, wertgeschätzt und bei allem Respekt auch humorvoll begleitet erleben.

Der Struktur nach lassen sich therapeutische Grüße in drei Formen unterteilen:

- dissoziative Grüße,
- assoziative Grüße,
- transformative Grüße.

Bei einem *dissoziativen* Gruß wird etwas bisher gedanklich oder emotional Verbundenes getrennt:

»Bitten Sie Ihr Gehirn, dass es zwischen den Werten Ihrer Trauer (Liebe, Treue, Beständigkeit) und den Symptomen der Trauer (Schmerz, Schlaflosigkeit, Immunschwäche) unterscheidet. Die Werte dürfen hier bei Ihnen bleiben. Die Symptome werden wir in ein Erholungsbad zur Kur schicken. Ist das für Sie in Ordnung?«

Bei einem *assoziativen* Gruß wird bisher Unvereinbares oder Unterschiedenes verbunden:

»Richten Sie Ihrem Inneren bitte aus, dass es Kraft und Gelassenheit in Ihnen ausbreitet, wann immer wir uns einem Thema annähern, das bisher wohl mit Angst verbunden gewesen wäre.«

Bei einem *transformativen* Gruß wird bisher Belastendes in fließenden Übergängen in Entlastendes umgewandelt:

»Richten Sie Ihrem inneren Regisseur bitte aus, dass er Ihnen jetzt bitte einen Trickfilm gestaltet, in dem er eine haarige Spinne seelenruhig und ganz allmählich in einen kleinen, harmlosen Krebs verwandelt!«

Oft sind in einem Gruß mehrere dieser Elemente vereinigt, etwa als Mehrfachdissoziation, als Serie von Assoziationen oder als Kombination von Dissoziationen, Assoziationen und Transformationen. In anderen Fällen verschmilzt die Technik therapeutischer Grüße mit denen des therapeutischen Erzählens oder des therapeutischen Modellierens[18].

Sich ohne Angst an die Angst erinnern

Diesen Gruß verwende ich bei Menschen, deren Angst sich in Spiralen selbst zu verstärken scheint, um eben diese Spiralen zu unterbrechen. Nützlich ist er etwa bei Menschen mit Zwangsgedanken und -ritualen, bei Hypochondrie oder Panikattacken und allgemein im Kontext der Traumatherapie. Insbesondere kann er zu Beginn einer Therapiestunde eingesetzt werden, um es dem Klienten zu ermöglichen, sich bei relativ moderater emotionaler Belastung an die Auslöser der Angst zu erinnern.

18 Eine ausführliche Darstellung der Einsatzmöglichkeiten therapeutischer Grüße findet sich in Hammel, 2017 a.

»Ich möchte Sie einladen, dass wir mit Ihrem Gehirn eine Vereinbarung treffen. Es soll Ihnen bitte die Fähigkeit geben, sich frei von Angst daran zu erinnern, wie es war, wenn Sie bisher Angst hatten. Es soll bei Bedarf den Erinnerungsfilm von der, die Angst hatte, laufen lassen, ohne dass Sie die Körperreaktionen oder Emotionen dazu haben. Ebenso soll es dafür sorgen, dass Sie Angst imaginieren oder erwarten können, ohne dabei Angst zu spüren. Ich bin mir sicher, dass es das für Sie tut. Richten Sie ihm ›Vielen Dank!‹ von mir aus.«[19]

Im Moment ist es gut

Auffällig häufig geht etwa drei Tage nach einer Sitzung ohne erkennbaren Anlass ein Teil der Therapiewirkung verloren, während der Rest dauerhaft erhalten bleibt. Der Grund ist wohl, dass nach einigen Tagen die Erinnerung an die Therapiestunde verblasst, sodass die Erwartungen statt aus frischen positiven Erinnerungen nun wieder stärker aus den Erinnerungen des Langzeitgedächtnisses konstruiert werden. Die Intervention zielt darauf ab, diesen Effekt zu neutralisieren. Die meisten Geschichten stellen reale oder fiktive Erinnerungen dar. Es gibt aber auch Erwartungsgeschichten, die von unseren Befürchtungen und Hoffnungen erzählen. Diese Geschichte dient dazu, die Therapieergebnisse gegen skeptische Einwände innerer oder äußerer Stimmen (Gegensuggestionen) zu stabilisieren. Insbesondere bei vollkommenheitsliebenden (perfektionistisch oder zwanghaft anmutenden) und sich

19 Eine Variante dieses Grußes findet sich in Hammel 2017, 67.

depressiv verhaltenden Menschen ist das von großem Nutzen[20].

»Ich denke, Sie haben recht, wenn Sie sagen: ›Im Moment ist es gut.‹ Sagen Sie der vorsichtigen Instanz in Ihnen einen Gruß, es ist in Ordnung, dass sie genau hinschaut. Man weiß ja nie ganz sicher, wie lange die Therapiewirkung anhält. Ich finde, sie sollte das beobachten. Zu sehen ist, dass es Ihnen jetzt viel besser geht als vorhin. Sie wirken viel entspannter, geradezu gelassen, auch während Sie sich eine dieser bisher beängstigenden Situationen vorstellen. Ich glaube, morgen Nachmittag werden Sie an unsere Therapiestunde denken und bemerken, dass diese Gelassenheit schon über einen Tag angehalten hat, und wenn es schon seit mindestens einem ganzen Tag so ist, dann wird es auch noch mindestens einen Tag bleiben. Ich denke, übermorgen werden Sie bemerken, dass Sie schon seit zwei ganzen Tagen gelassen sind, und weil das so ist, werden Sie mit Recht erwarten, dass die Wirkung noch zwei weitere Tage anhalten wird. Nach vier Tagen wird Ihnen auffallen, dass die Wirkung schon vier Tage anhält, und Sie werden mit gutem Grund erwarten, dass es immerhin noch so lange gut bleibt, wie es schon gut war. Nach einer Woche werden Sie erwarten, dass die gute Wirkung eine weitere Woche anhält, nach zwei Wochen, dass sie für einen ganzen Monat halten kann. Nach einem guten Jahr haben Sie Grund, ein weiteres gutes Jahr zu erwarten. Nach zehn guten Jahren ist es passend, sich auf ein

20 Vgl. Hammel 2017a, 46 f. Weitere Grüße zur Stabilisierung des Erreichten, zur Dekonstruktion von Skepsis und zur Erhöhung der Therapieeffizienz ibid., 54 ff., 74 ff.

weiteres gutes Jahrzehnt zu freuen. Ich denke, es ist in Ordnung, wenn Sie sich mit der Vorfreude ein bisschen Zeit lassen. Was denken Sie?«

Brandmelder

Die Intervention verwende ich, wo Menschen, möglicherweise aufgrund früherer traumatischer Belastungen, auf harmlose (oder nicht eindeutig gefährliche) Ereignisse wiederholt alarmiert reagieren. Sie hat sich unter anderem bei Paaren, die unter der Eifersucht eines Partners leiden, sehr bewährt.

»Wenn ich Sie richtig verstehe, ist das wie so ein Fehlalarm im Gehirn. Richten Sie bitte dem Haustechniker im Gehirn aus, er soll die Brandmelder neu konfigurieren, damit sie sich nur noch dann melden, wenn es wirklich brennt, und sonst gar nicht.«[21]

Die Mitarbeiter im Angstzentrum

Diesem dissoziativen Gruß wird eine Metapher vorangestellt, wonach der bewusst sich erlebende Klient der »Chef« einer Firma ist und unbewusst agierende (also für den Chef nicht ständig sichtbare) Instanzen als Angestellte tätig sind. Das Unbewusste wird gebeten, die Angst in 24 Teile aufzuspalten, die abwechselnd arbeiten, sodass zu jeder Zeit

---

21 Zwei Varianten dieses Grußes finden sich in Hammel 2016 a, 38 f.

nur ein 24stel der Gesamtangst aktiv ist. Das ist unter anderem bei Prüfungsangst, die sich über Wochen hinzieht, bei generalisierten Angststörungen und für Menschen, die unentwegt besorgt scheinen, hilfreich.

»Sie sind ja sozusagen der Chef in Ihrem Körper. Der Chef kann nicht alles selbst machen, aber er kann Anweisungen an die Angestellten in den Abteilungen weitergeben. Sagen Sie doch bitte den Leuten im Angstzentrum, die sollen mehr Personal anstellen, zum Beispiel 24 Leute anstatt nur einem, sodass jeder, der dort arbeitet, eine Stunde Schicht und 23 Stunden frei hat. Dann können sie sich richtig erholen. Oder sie sollen das so anpassen, wie es für sie noch besser ist. Ist das in Ordnung so?«

Der Befund kommt am Montag

Die folgende Intervention setze ich bei Menschen ein, die tagelang auf einen Befund warten, dessen Ergebnis sie wie ein Urteil über Leben und Tod empfinden. Angepasst verwende ich sie in der Begegnung mit Besuchern einer Klinik, die am Bett eines Komapatienten (etwa nach einem Unfall, einer schweren Operation oder einer Hirnblutung) in tiefer Angst und Verunsicherung darüber sind, ob und wie ihr Angehöriger ins Leben zurückkehren wird.

»Es gibt nichts zu tun, als zu warten, also nichts, was Sie tun müssten. Es gibt kein Unglück abzuwenden: Ob Sie Schlechtes oder Gutes denken, dem Befund am Montag ist es gleich. Angenommen, Sie bekommen am Montag Entwarnung – gute

Nachrichten, der Tumor ist gutartig –, dann haben Sie sich, im Rückblick gesehen, umsonst gequält. Man könnte sagen: Schade um die zerstörte Lebenszeit. Andererseits angenommen, Sie bekämen am Montag schlechte Nachrichten, wäre dann noch genug Zeit, entsetzt zu sein, traurig, verzweifelt, was immer die Reaktionen dann sind. Dann aber geschieht das auf informierter Basis, und es ist leichter, mit diesen Gefühlen umzugehen, wenn Sie informiert sind, was wirklich der Fall ist und was das für Sie bedeutet. Sagen Sie deshalb bitte dem Filmstudio in Ihrem Gehirn einen Gruß, es soll bis zum Arztgespräch am Montag alle Katastrophenfilme aus dem Programm nehmen, alle Horrorfilme, alle Scheißfilme möglicher Zukünfte, raus aus dem Programm. Sagen Sie dem Programmleiter einen Gruß, bis Montag soll er nur Filme mit guten Befunden abspielen und von all den schönen Dingen, die Sie im Leben noch vorhaben. Wenn es am Montag anders käme, wäre noch genug Zeit, unglücklich zu sein, dann aber solide informiert.«

Zwangswecker

Ein junger Mann schrieb mir: »Ich habe mit einer leicht überaktiven Objektpermanenz zu kämpfen. Haben Sie vielleicht eine Geschichte, um mir das Abschalten und Fokussieren auf das Hier und Jetzt zu erleichtern?« Was heißt das? Ich dachte, vielleicht erlebt er Zwangsgedanken oder etwas Ähnliches. Solche Phänomene sind oft mit viel Angst, Ekel, Widerwillen und tiefer Selbstverurteilung verbunden. Sie werden stärker, je mehr man sie bekämpft, und schwächen sich ab, wenn man sie erlaubt, gebietet, intensiviert oder ritualisiert. Ich schrieb dem Mann eine Anweisung samt Grüßen an das Gehirn[22]:

»Stellen Sie sich einen Wecker (z. B. Handyvibration), sodass er Sie drei bis fünf Mal am Tag an etwas erinnert.
Bitten Sie Ihr Gehirn, dass es dafür sorgt, dass Sie immer, wenn der Wecker sich meldet, für drei Minuten sehr intensiv und anschaulich an das Objekt denken, um die Berechtigung, daran zu denken, anzuerkennen. (Alternativ können Sie mit Ihrem Gehirn vereinbaren, dass Sie eine Zeit lang immer dann, wenn Sie eine Kirchenglocke eine volle Stunde schlagen hören, intensiv daran denken.)
Sagen Sie Ihrem Gehirn, das sind Ihre Verabredungen mit dem Objekt, und dazwischen ist die Zeit für anderes.
Das dürfte sofort eine deutliche Verbesserung bringen, und spätestens in ein paar Tagen ist der Spuk vorbei.«

Albträume

Diesen Gruß verwende ich zur Unterstützung von Menschen, die Angstattacken im Schlaf erleiden, also Menschen mit Albträumen bzw. Pavor Nocturnus sowie Menschen, die mit Herzrasen oder anderen Anzeichen einer Panik-

22 Bei dem Problem des Mannes handelte es sich letztlich um eine Sucht- oder Gewohnheitsstörung. Auf meine spätere Nachfrage schrieb er: »Es ging um mein obsessives Hobby. Das Klingeln des Weckers hat mich irgendwann so genervt, dass es sich dadurch anscheinend wieder normalisiert hat. Es ist jetzt ein bisschen anders gelaufen als geplant, aber der Trick hat funktioniert. Nachdem ich den Wecker gelöscht habe, war es nicht mehr störend.«

störung erwachen. In vielen Fällen liegt der Belastung eine (nicht immer, aber oft bei Nacht erfolgte) frühere Traumatisierung zugrunde.

»Wir alle haben gelernt, im Schlaf erstaunliche Dinge zu tun, etwa bei den Anzeichen einer vollen Blase aufzuwachen, zur Toilette zu gehen, wenig später zurückzukehren und weiterzuschlafen. Es gab Zeiten, da konnten wir das noch nicht. Wir haben gelernt, dass wir uns, wenn ein Arm oder Bein aus dem Bett hängt, auf die andere Seite drehen und weiterschlafen. Es gab Zeiten, da fielen wir aus dem Bett. Viele haben gelernt, vom Telefon oder vom Weinen eines Kindes aufzuwachen, bei anderen Geräuschen aber weiterzuschlafen. Viele haben gelernt, kurz vor dem Wecker aufzuwachen. Wir können noch mehr ...

Sagen Sie Ihrem Traumfilm-Regisseur einen Gruß: Ab heute Nacht, bei den ersten Anzeichen, dass Ihr Atem etwa flacher würde, Ihre Muskeln sich spannen könnten, Ihr Herz schneller schlüge oder irgendetwas anderes auf Angst hindeuten könnte, soll er in Ihren Träumen die Personen, Orte, Licht und Farben auswechseln, bis es für Sie angenehm ist.

Sagen Sie Ihrem Körper einen schönen Gruß, wenn irgendeines von diesen Zeichen käme – das ist das vereinbarte Zeichen, um ab sofort alle Muskeln zu entspannen und – wie ein Adler majestätisch mit den Flügeln schlägt – zu atmen.

Ihr Körper macht das schön. Danke!«[23]

23 Zwei Varianten dieser Intervention finden sich in Hammel 2009, 107 f.

Urlaub und Beförderung (Teil I)

Diese beiden Grüße sind zuweilen auch bei Ängsten, die nach einer aufwendigen Therapie zu rufen scheinen, erstaunlich effektiv. Ich setze sie beispielsweise bei chronisch besorgten oder ausgeprägt ängstlichen bzw. schüchternen Menschen ein.

»Der, der in Ihnen für Angst zuständig ist, hat sich immer sehr um Sie bemüht. Stellen Sie sich vor, Sie bestellen ihn ins Personalbüro Ihres Gehirns ein. Wahrscheinlich hat er schon Angst, was da auf ihn wartet. Wenn er da ist, sprechen Sie ihn an: ›Sehr geehrter Angstsachverständiger, du hast dich seit Jahren unermüdlich für mich eingesetzt, hast immer wieder aufgepasst und Alarm geschlagen. Zum Dank für dein Engagement in all dieser Zeit möchte ich dir den Hermann-*(Klientenname)* Verdienst-Orden verleihen und dies mit einer Woche Sonderurlaub zur Gratifikation verbinden.‹ Wie reagiert der Sachverständige?«[24]

Urlaub und Beförderung (Teil II)

Dieser Gruß dient als Ergänzung oder Alternative zum vorangegangenen. Welcher Posten verliehen wird, kann auch im Gespräch ausgehandelt werden.

»Ich stelle mir vor, er kommt vom Sonderurlaub zurück, und Sie bestellen ihn noch einmal ins Personalbüro Ihres Gehirns ein.

24 Zu Urlaubsinterventionen Hammel 2019, 161 f.

Vielleicht ist er noch ein klein bisschen nervös. Wenn er da ist, sprechen Sie ihn an:
›Angst bewirkt oft das, was sie verhindern will. Lebensmut und Vertrauen sind oftmals effektiver, um Glück zu erreichen und Enttäuschungen abzuwenden. In Anerkennung deines langjährigen loyalen Einsatzes möchte ich dich vom Amt als Sachverständiger für Angst entbinden und mit dem Amt des Ministers für Zuversicht, Neugier und Lebensfreude in meinem Leben betrauen.‹
Was meinen Sie? Nimmt er das Amt an? Dann … Händeschütteln, Urkunde, Blumenstrauß, Blitzlicht …
Er ist noch etwas unerfahren? Wie in der Politik: Erst ist man Bildungs-, dann Wirtschafts-, dann Außenminister. Das kann mal wechseln. Denn es gibt Staatssekretäre, Dezernentinnen, Referenten, Sachbearbeiterinnen, Azubis, die einem zuarbeiten. Und nach einer alten Tradition darf man einen Minister in den ersten hundert Amtstagen nicht kritisieren.«[25]

Begegnung mit einem Schutzengel

Dieser Gruß eignet sich – jeweils situativ angepasst – für Angstreaktionen nach Situationen, bei denen man sprichwörtlich vom »Schutzengel« spricht, etwa im Straßenverkehr und bei Gefahren für Kinder.

»Wenn wir Ihren Schutzengel bitten, uns zu besuchen: Hier steht er vor uns. Wir danken ihm, dass er Sie auf dem Motorrad

25 Zu solchen Ernennungen vgl. Hammel 2017, 58 f., Hammel 2019, 177 ff.

heil zwischen dem Auto und der Leitplanke durchgekriegt und auf der Fahrbahn gehalten hat … Wenn Sie ihm erzählen, dass Sie jetzt diese Panik beim Überholen haben …, schauen Sie ihn einmal an: Was sagt er zu Ihnen? … Können Sie das von ihm annehmen? … Was bedeutet das ab jetzt?«[26]

Ich nehme beides

Der folgende Gruß ist für Menschen geeignet, die seit Kindesbeinen die Angst kennen, nicht gut genug zu sein. Besonders hilfreich ist er für Klienten, die so leben, als seien sie oder das, was sie leisten, nie gut genug, also für Menschen, die sich selbst abwerten, die viel für andere und wenig für sich tun, die auf andere zwanghaft, perfektionistisch oder besonders selbstkritisch wirken.

»Ihre Eltern haben Sie vermutlich so gut erzogen, wie sie es konnten, aber es ist nicht als bedingungslose Annahme bei Ihnen angekommen. Vielleicht ist es, als müssten Sie Ihr Existenzrecht erst erarbeiten oder als müssten Sie die Dinge machen, wie die das wollten, um dazuzugehören. In Ihrem Inneren können Sie sich gegen das alte Entweder-oder für etwas Neues entscheiden. Sie können innerlich zu Ihren Eltern sagen: ›Ich nehme beides: Ich gehöre auf meine Art zu euch und ich mache es anders; anders, als ihr es gemacht habt, und anders, als ihr dachtet, dass ich es machen soll.‹ Wie ist das für Sie? Sagen Sie Ihrem Inneren, dass es Ihnen diese Haltung auf Dauer stellt.«

26 Das Vorgehen ähnelt den Gesprächen mit Verstorbenen in Hammel 2009, 171 f., 180 f.

5. Therapeutisches Modellieren

Stefan Hammel

Das therapeutische Modellieren ist eine wache Form der Hypnotherapie auf Grundlage der Arbeit des amerikanischen Therapeuten Milton Erickson. Die Methodik beruht – neben der Analyse und bewussten Verwendung von Verbal- und Körpersprache – überwiegend auf drei Interventionsarten: dem Subtraktions-, Additions- und Transformationsverfahren.

Beim *Subtraktionsverfahren* werden die Symptome des Klienten als »der, der XY erlebt oder tut« personifiziert und aus ihm heraus auf einen anderen Platz gesetzt oder gestellt. Gleiches geschieht mit allem symptomassoziierten Verhalten und Erleben, mit jeglichen Einwänden gegen die Möglichkeit der Besserung sowie mit den inneren Bildern von Menschen, die zur Problementstehung beigetragen haben mögen. Der Klient wird gebeten, jeweils denjenigen, der die Symptome und assoziierbaren Erlebnisinhalte erfährt, als Person außerhalb von sich zu beschreiben. Er wird aufgefordert nachzufühlen, wie es ihm nun ohne diese »Person« geht. Indem die Erwartung erzeugt wird, dass das hilfreiche neue Erleben haltbar ist und Zweifel daran zerstreut werden, wird dieses stabilisiert.

Beim *Additionsverfahren* wird alles Erleben, das den Zielen des Klienten entspricht und was mit dem belastenden

Ausgangszustand unvereinbar ist, als »derjenige, der du wärest, wenn …« in personifizierter Form in den Raum geholt gegenüber dem Klienten. Der Klient wird gebeten, diese Person zu beschreiben oder Vermutungen zu äußern, wie sie aussieht. In wenigen Sätzen wird beim Klienten eine möglichst starke positive Erwartungshaltung in Bezug auf den nächsten Schritt aufgebaut. Dann wird er aufgefordert, sich auf den Platz der Person ihm gegenüber zu setzen. Das Erleben auf diesem neuen Platz wird beschrieben und erfragt.

Beim *Transformationsverfahren* werden aus dem Klienten herausgestellte belastete Leute in einem imaginativen Trickfilm in hilfreiche Personen verwandelt. Beispielsweise wird eine Kopie des Klienten, dem es ohne sie besser geht, zu ihnen geschickt mit der Anweisung, ihr Wohlbefinden auf die belastete Person zu übertragen. In anderen Fällen wird die Person in eine Heilbehandlung, in alternative Vergangenheiten oder in den Himmel geschickt, um Heilung und Reifung zu erleben. Möglich ist auch die Aufteilung in zwei Personen, von denen eine für die Symptome steht, die man loslassen möchte, die andere für die guten Absichten oder Werte (Schutz vor Wiederholung, Zugehörigkeit, Liebe, Treue), derentwegen das Unbewusste die belastete Person bisher nicht loslassen wollte.

Die Sprache des therapeutischen Modellierens ist hypnotherapeutisch geprägt, also suggestiv und reich an Implikationen. Die Körpersprache des Klienten wird bewusst ausgewertet und, soweit das seinen Zielen dient, kommentiert.

Der Therapeut setzt auch seine eigene hörbare und sichtbare Körpersprache suggestiv ein.

Das therapeutische Modellieren stellt sich als Arrangement aus suggestiven Einzelinterventionen dar, die aufeinander aufbauen, um bestimmte therapeutische Wirkungen zu entfalten und das Erreichte zu stabilisieren. Die Reihenfolge der Interventionen folgt einer Dramaturgie, die darauf zielt, die Therapie möglichst schmerzarm zu gestalten, Lähmung, Betäubung und Ablenkung von Belastungen unnötig zu machen und aufzulösen, Zweifel an der Möglichkeit und Sicherheit des Verfahrens zu zerstreuen und Plausibilität für die Wirksamkeit der Interventionen und für die Haltbarkeit von deren Wirkungen herzustellen und zu verstärken[27].

Schwieriges Gespräch

Diese Intervention ist geeignet, um sich oder andere zu befähigen, schwierige Gespräche ruhig, konzentriert und weitgehend ohne Angstsymptome zu führen. Sie lässt sich mit geringen Anpassungen, mit Formulierungen wie »Du mit dem flachen Atem, bitte gehe doch mal da hinüber …« auch für das Selbstmanagement vor einem Gespräch einsetzen. Die Intervention ist natürlich nicht wörtlich zu

27 Eine ausführliche Darstellung der Methodik des therapeutischen Modellierens mit zahlreichen Fallbeispielen findet sich in Hammel 2019. DVDs von Seminarreihen zum Thema s. Hammel 2016 d, Hammel, 2017 b, Seminare zu dieser Therapieform sind unter www.stefanhammel.de/seminare zu finden.

übernehmen, sondern mit den jeweils wahrnehmbaren Körpersymptomen und den entsprechenden Hinweisen auf die von Schritt zu Schritt sich verändernde Physiologie durchzuführen. Ich verwende sie unter anderem bei Klienten mit Prüfungs- oder Auftrittsangst sowie für Menschen, die sich auf ein Gespräch mit Vorgesetzten vorbereiten, die über »Mobbing« berichten oder sich besonders schüchtern verhalten.

1. »Angenommen, in Ihnen wäre jemand, der diesen schnellen, flachen Atem und das dazupassende Herzklopfen hat, und der würde aus Ihnen heraustreten und sich dort gegenüber von Ihnen hinstellen – wie steht er da? Wie schaut er? Was fällt an ihm auf?
2. Wenn er draußen ist, ist Ihr Atem freier. Ihre Ausstrahlung ist viel ruhiger, und Ihre Muskulatur wirkt entspannter. Sie wirken insgesamt beweglicher. Merken Sie das auch?
3. Wenn da noch einer wäre, der etwas leise und gequetscht spricht, könnte der da hinübergehen? Wie sieht er aus?
4. Ich stelle fest, seitdem er draußen ist, klingt Ihre Stimme viel kraftvoller und runder. Bemerken Sie das?
5. Wenn in Ihnen auch noch einer wäre, der einen kleinen Kratzer in der Stimme hat, kann der daneben stehen? Wie sieht er aus?
6. Seitdem er weg ist, hat sich Ihre Stimme wieder verändert. Sie sitzen auch gerader, Ihr Kinn ist höher. Sie schauen mir viel mehr in die Augen als vorher. Was bemerken Sie, was anders ist?«

Die Prüferin der Prüferin (Teil I)

Die folgende Intervention ist besonders geeignet in Fällen, in denen Prüfungsabsolventen Angst vor der Wiederholung einer Prüfung haben, die im ersten Durchgang ungünstig verlief. Die hier vorgestellte Intervention ist besonders nützlich, wenn in der Erinnerung und Erwartung des Klienten das Bild des Prüfers angstbesetzt ist. Mit geringen Abwandlungen kann die Intervention auch eingesetzt werden, um Angst vor Vorgesetzten und Kollegen zu reduzieren. Das Beispiel geht von einer Klientin aus, die sich während der ersten Prüfung von einer Prüferin schlecht behandelt fühlte und erwartet, bei der Wiederholungsprüfung wieder dieselbe Prüferin zu haben. Es illustriert, dass schon das Einnehmen verschiedener möglicher Blickwinkel genügen kann, um die Klientin in die Position zu bringen, wählen zu können, wie es ihr geht, und dabei nicht nur zwischen einzelnen Blickwinkeln zu wählen, sondern auch die Vorzüge verschiedener Blickwinkel hilfreich miteinander zu kombinieren und gefühlte Nachteile der Perspektiven loszulassen.

1. »Sie haben in Ihrer Erinnerung ein Bild von der Prüfung und von dieser Prüferin. Nehmen Sie einmal diese Prüferin in Gedanken aus Ihrem Kopf heraus und setzen Sie sie auf diesen Stuhl.
2. Nun beschreiben Sie bitte einmal ihre Körperhaltung, ihren Blick, ihre Art, sich zu bewegen ...
3. Ist es angenehmer, wenn sie da draußen ist, als vorher, als Sie sie gewissermaßen noch in sich hatten?

4. Stellen Sie sich einmal vor, Sie sind eine Prüferin der Prüferin. Sie sind vom Kultusministerium angereist, um zu überprüfen, ob die Prüferin ihre Arbeit korrekt durchführt. Als Prüferin der Prüferin könnten Sie zum Beispiel dort sitzen ...
5. Beschreiben Sie mir doch bitte Ihre Körperhaltung und den Gesichtsausdruck von Ihnen als der Prüferin der Prüferin!
6. Setzen Sie sich einmal dorthin. Ich glaube, Sie werden überrascht sein, wie anders die Prüfungssituation von da aussieht ... Was ist hier anders? Wie fühlen Sie sich hier?
7. Stellen Sie sich vor, die Prüfung ist im Gang. Da, wo Sie eben saßen, sitzen Sie als Prüfling, und dort sitzt die Prüferin. Was nehmen Sie als Prüferin der Prüferin an sich als Prüfling wahr? Welche Körperhaltung haben Sie da? Wie spricht der Prüfling?
8. Was nehmen Sie als Prüferin der Prüferin an der Prüferin wahr? Wie schaut sie? Wie bewegt sie sich? Wie klingt ihre Stimme?
9. Setzen Sie sich auf den Platz der Prüferin und lassen Sie sich überraschen ... Wie fühlt es sich hier an? Wie fühlen Sie sich als Prüferin gegenüber Ihrer Prüferin? Wie fühlen Sie sich mit Blick auf den Prüfling? Was ist anders, als Sie es vorhin erwartet hätten?
10. Setzen Sie sich nun wieder auf den Anfangsplatz! Fühlen Sie in sich hinein. Schauen Sie die Prüferin und ihre Prüferin an. Was ist jetzt anders?«

Die Prüferin der Prüferin (Teil II)

Ging es im ersten Teil der Intervention vorwiegend darum, das Einnehmen unterschiedlicher Perspektiven therapeutisch zu nutzen, geht es nun darum, das Lebensgefühl, das sich mit den verschiedenen Rollen verbindet, wenn es stärkend ist, in das Erleben der anderen Rollen hinüberzubringen und dort davon zu profitieren. Das Beispiel illustriert, dass schon das Einnehmen verschiedener möglicher Blickwinkel genügen kann, um die Klientin in die Position zu bringen, zu wählen, wie es ihr geht, dabei die Vorzüge der verschiedenen Perspektiven hilfreich zu kombinieren und die gefühlten Nachteile loszulassen.

1. »Setzen Sie sich bitte noch einmal auf den Platz der Prüferin der Prüferin! Saugen Sie sich ganz voll mit allem, was Ihnen hier guttut. Falls Ihnen etwas nicht so guttut, schicken Sie es durch die Füße ab zum Erdmittelpunkt!
2. Nehmen Sie alles, was Ihnen guttut, mit und gehen Sie nun auf den Platz der Prüferin! Saugen Sie sich nochmals ganz voll mit allem, was Ihnen hier hilfreich ist oder guttut. Falls Ihnen etwas nicht guttut, schicken Sie es durch die Füße zum Erdmittelpunkt!
3. Setzen Sie sich noch einmal auf den Ausgangsplatz und bringen Sie alles, was sich aktuell gut anfühlt, dorthin mit. Was ist jetzt auf diesem Platz anders als zuvor?
4. Stellen Sie sich vor, Sie hätten die vorige Prüfung mit diesem Lebensgefühl absolviert. Dazu soll Ihr Körper bitte dieses Lebensgefühl in sich behalten und sogar noch verstärken, während Sie den Film der Prüfung an sich vorbeiziehen lassen.

5. Stellen Sie sich in derselben Weise vor, wie Sie die anstehende Prüfung mit diesem Lebensgefühl absolvieren. Dazu soll Ihr Körper dieses Lebensgefühl bitte nochmals verstärken, am besten so sehr, dass Sie die Prüfungserfahrung geradezu genießen!«

Korkenzieher im Bauch

Diese Intervention spricht Menschen an, die, seit sie denken können (und vermutlich schon länger), ein bohrendes Gefühl von Angst im Bauch kennen, das mit Furcht vor Verlust und Einsamkeit einhergeht und das besonders alarmiert auf mögliche oder vollzogene Trennungen reagiert, die also Bindungs- und Trennungsangst als chronisches Erleben alarmierter Einsamkeit kennen.

1. »Stellen Sie sich vor, diejenige mit diesem bohrenden Gefühl von Angst und Einsamkeit im Bauch löst sich von Ihnen, steht auf und stellt sich dorthin. Was für eine Körperhaltung hat sie? Wie schaut sie?
2. Wenn Sie sie in einem inneren Film jünger werden lassen, bis in das Alter, als das Bohren anfing – was meinen Sie, wird sie ein Säugling, ein Fötus? Wird sie ein anderer Mensch, der das schon vor Ihnen kannte?
3. Stellen Sie sich vor, die liebevollste, mütterlichste Person, die Sie zu den besten Zeiten sind, tritt aus Ihnen, stellt sich zu dieser und ist für sie da, voll Wärme und Willkommen, liebevoll, einfühlsam, respektvoll, wie diese das braucht. Was tut sie? Was drückt sie aus?
4. Welche Wirkung hat das auf diejenige, die bisher immer

dieses bohrende Gefühl kannte? Was verändert sich in ihrer Körperhaltung, in ihrem Gesichtsausdruck? Wie atmet sie?

5. Was ist bei Ihnen anders, jetzt, wo sie da draußen ist, wo die andere für sie sorgt, wo sie spürt, wie sie willkommen, zugehörig und angenommen ist? Was ist anders in Ihrem Körpergefühl, in den Muskeln, in Ihrem Atem, Ihrer Stimme, in Ihren Emotionen, Ihrer Wahrnehmung, Ihrem Denken?
6. Wenn aus einer Welt der Möglichkeiten diejenige zu uns käme, die Sie geworden wären, wenn Sie von Mutterleib an immer Wärme, Annahme, Liebe, Respekt erlebt hätten, wenn statt des mutterseelenalleinigen Gefühls, statt aller Einsamkeit wohlige Zugehörigkeit gewesen wäre, und wenn das eine ist, für die das gefühlt so *ist*, weil es schon immer so gewesen ist – was vermuten Sie, wie würde sie da sitzen? Welche Haltung hätte sie? Wie schaut sie uns an?
7. Es macht nichts, wenn Sie die nicht genau erkennen können. Das Gute ist, dass Sie sie spüren können, ihr Körperverhalten und Identitätsgefühl erleben können. Lassen Sie sich einmal überraschen: Setzen Sie sich einmal dorthin! Ja, in echt! Gerne jetzt!
8. Ich sehe, dass Sie ganz anders dasitzen, anders schauen und atmen. Wie ist das? Was ist jetzt anders?
9. Stellen Sie sich vor, die von den anderen Stühlen lösen sich wie Flaschengeister auf, einschließlich der, die Sie auf dem vorigen Stuhl waren, die sich ausgemalt hat, wie es ist, Sie zu sein. Es sind Flaschengeister, die sagen: ›Ich danke dir, du hast mich erlöst. Ich kehre heim in das Reich der Möglichkeiten, aus dem ich gekommen bin. Rufe mich, wenn du mich brauchst, so will ich dir zu Diensten stehen.‹ Sie können antworten: ›Ich rufe dich, wenn ich dich brau-

che, und wenn ich dich nicht rufe, brauche ich dich nicht‹ und zusehen, wie sie sich auflösen, bis sie verschwunden sind. Die Stühle sind leer, nur Sie und ich im Raum. Wie ist das?«

Leibwächter

Die Intervention verwende ich oft dann, wenn Ängste besonders hartnäckig sind oder wenn ich die Idee habe, dass sie aus traumatischem Erleben herrühren, etwa im Zusammenhang mit Depression, Borderline-Diagnosen, Phobien und generalisierten Angststörungen.

1. »Seit wann haben Sie diese Angst? Und was war damals noch? Was haben Sie um diese Zeit erlebt?
2. Stellen Sie sich vor, derjenige mit dieser Angst könnte unsichtbar aufstehen und sich neben Sie stellen.
3. Stellen Sie sich vor, da ist ein Leibwächter, der aufpasst, dass das von damals nie wieder passiert.
4. Bisher gibt er nicht nur Alarm, wenn das von damals wieder passiert, sondern auch, wenn bestimmte Dinge nur so ähnlich wirken oder wenn er Dinge sieht und hört, die er zufällig damals auch gehört hat (z. B. bei Arachnophobie Spinnen). Die Absicht war gut, aber das hat viel Energie gekostet und unerwünschte Nebenwirkungen gehabt.
5. Ich möchte ihm etwas anbieten, damit er seinen Job noch besser macht, eine Nachschulung sozusagen. Ich möchte ihn bitten, dass er Energie spart und Sie noch konzentrierter beschützt, indem er sich ganz dem Kerngeschäft zuwendet, genau dann Alarm zu geben, wenn dieselben Leute von da-

mals auf dieselbe Art von damals die Dinge von damals mit Ihnen tun. Wenn es andere Leute, Handlungen oder Kontexte sind, soll er sagen: Das ist nicht mein Geschäft. Ich bin dazu da aufzupassen, dass das von damals nicht wieder passiert. Schauen Sie ihn sich vor Ihrem inneren Auge an: Ist das eine gute Idee für ihn? Was sagt er dazu?«[28]

Sorgen entsorgen

Die Intervention ist geeignet für Menschen, die sich in einer Weise um Familienmitglieder ängstigen, die ihnen und den anderen nicht guttut. Dazu gehören auch Menschen, die unter einem Zwangsgedanken oder Wahn leiden, ein Familienmitglied sei schwer erkrankt. Hinter dem, was als »überbesorgt« erlebt wird, stehen regelmäßig traumatische Erlebnisse, die in der Therapie ebenfalls sinnvoll bearbeitet werden können.

1. »Ich verstehe, in Ihnen ist eine Besorgte, die sich immer wieder mit Angst versorgt. Angenommen, wir stellen sie mit all ihrer besorgten Angst dort hinüber …
2. Stellen Sie sich vor, wir könnten sie in zwei Leute aufteilen: Nach rechts geht die, die Sorgfalt walten lassen will, also die mit der guten Absicht und den guten Werten. Nach links geht die, die sich und die Kinder damit belastet und es ihnen erschwert, sich zu entfalten, also die, die ungewollt Nebenwirkungen produziert.

28 Ausführlicher zu dieser Intervention Hammel 2017, 171 ff.

3. Stellen Sie sich vor, die rechte kommt zu Ihnen und stellt sich neben Sie und beobachtet die Umgebung als würdevolle, ruhige Wächterin der Familie.
4. Die linke darf all die besorgte Angst vor sich in einen großen Korb legen und dort aufbewahren[29].
5. Stellen Sie sich vor, aus einer jenseitigen Welt kommt ein liebevoller Mensch aus einer früheren Generation, nimmt den Korb, bringt ihn in die Zeit, aus der die Angst und Sorge stammen, legt sie genau da ab, wo sie herkamen und kehrt mit leerem Korb – oder ohne Korb – zurück[30].
6. Wie schaut diejenige, die vorher die Nebenwirkungen getragen hatte, jetzt? Was ist noch anders an ihr?
7. Neben Ihnen steht diese würdevolle Wächterin, da vorn steht die Erleichterte. Wenn Sie nun in sich spüren, was ist bei Ihnen jetzt anders?«

Drachen und Maus

Die folgende Geschichte ist in vielen Fällen geeignet, um Kindern zu helfen, mit unbegründeten oder für sie nicht hilfreichen Ängsten, etwa vor Gespenstern, wilden Tieren und Einbrechern, umzugehen.

1. Wenn die Angst in deinem Bauch ein Tier wäre, was wäre das? Ein Drachen? Können wir uns einmal vorstellen, der steht da in der Ecke rechts?

---

29 Zu den Interventionen in 2. bis 4.: S. Hammel 2019, 164 ff., 171 ff.

30 Symptome in die Vergangenheit bringen: S. Hammel 2014, 124 ff.

2. Und wenn es noch ein Tier gäbe, das sich vor dem Drachen fürchtet, was wäre das? Eine Maus? Kann die sich da links verstecken?
3. Wenn in deinem Gehirn ein Trickfilmregisseur ist und der die Maus immer gefährlicher macht, bis sie keine Angst mehr vor dem Drachen hat, wie macht er das?
4. Und wenn er den Drachen immer ruhiger und friedlicher macht, wie macht er das?
5. Wie fühlt sich das jetzt an?[31]

31 Zu diesen Interventionen dieser Art s. Hammel 2019, 203 ff.

6. Bonding

Astrid Vlamynck

Die Bonding-Psychotherapie mit ihrer überwiegend interpersonellen Ausrichtung hat psychodynamische und humanistische Wurzeln und integrierte schon früh Elemente, die heute aus der Verhaltens-, Bindungs- und Schematherapie bekannt sind. Sie versteht Störungen immer in Zusammenhang mit erlerntem parafunktionalen[32] Beziehungsverhalten. Es ist eine gruppentherapeutische Arbeitsweise, die menschliches Miteinander therapeutisch nutzbar macht. Teil der Arbeit sind Impulsvorträge und Fragerunden zum Wert von Emotionen, zu biografischen und kulturellen Bedingtheiten, zur Wechselwirkung zwischen Emotionen, Kernüberzeugungen, Verhalten und Symptomen, dem Grundbedürfnis nach Bonding, dem Bindungsstil und den sozialen Folgen, zu Entwicklungs-Traumata und vor allem zur heilsamen emotions- und körperorientierten Arbeit an diesen Themen. Es geht um soziales und emotionales Kompetenztraining, das friedliches Miteinander ermöglicht. Es gibt ein spezielles Angebot an einfach auszuführenden Nähe-Übungen, die sehr schnell in Kontakt mit relevanten Themen bringen und gleichzeitig

32 Parafunktional (statt dysfunktional): Funktional, aber mit erheblichen Nebenwirkungen.

heilsame Impulse setzen. Einige Interventionen aus der Bonding-Therapie möchte ich hier vorstellen, weil sie kompakte Beratungsformate mit körper- und erlebnisbezogenen Erfahrungen ergänzen.

Dan Casriel (1924–1983) arbeitete als anthropologisch orientierter Psychoanalytiker in New York City. Er entwickelte in den 1960er- und 1970er-Jahren die Bonding-Psychotherapie – die er New Identity Process (N.I.P.), der Weg zur Entdeckung einer neuen Identität, nannte. »To be bonded« bedeutet »verbunden sein«.

Casriel war während des Zweiten Weltkriegs auf der japanischen Insel Okinawa stationiert. Die dort lebende Bevölkerung ist bis heute Spitzenreiter, was Gesundheit und Langlebigkeit angeht. In Okinawa lernte Casriel »Ikigai« kennen. Ikigai bedeutet *sichere Bindung*. Ikigai bedeutet: Man verwirklicht seine Interessen und Fähigkeiten – zusammen mit anderen. Ikigai ist »der Grund, warum man jeden Morgen aufwachen möchte«.

Casriel entdeckte, dass wir Bonding – also eine unmittelbare emotionale und körperliche Verbindung zu uns und zu anderen – zum Leben genauso brauchen wie Brot und Bewegung. Das sei kein Luxus, sondern *ein* angeborenes Grundbedürfnis. Ein Mangel daran schmerze. Die Erfüllung gehe mit Gefühlen von Freude und Liebe einher.

»Das besondere Verdienst von Casriel war es, früh zu erkennen, dass ein großer Anteil von seelischen Problemen auf eine mangelhafte Befriedigung des Bondingbedürfnisses zurückzuführen ist. Bei ihm waren seelische Störungen nicht Ausdruck einer Krankheit, sondern der defizitären Befriedigung des Bondingbedürfnisses. Unter Bonding verstand Casriel das Bedürfnis nach körperlicher und emotionaler Offenheit. Pointiert ausgedrückt kann man sagen, er betrachtete seelische Störungen als Mangelsyndrom.«[33]

Sehr erfolgreich verhalf Casriel Heroinabhängigen zu einem nüchternen und darüber hinaus erfüllten Leben[34]. Ich erwähne das, weil Sucht als Versuch der Selbstbehandlung von Angst und anderen Belastungen verstanden werden kann. Er lehrte Menschen, ihre Gefühle, ihr Denken und ihr Verhalten so zu nutzen, dass sie ihr Leid überwinden – und mehr Glück und Liebe erleben[35]. Casriel sagt, es sei wichtiger, Zeit damit zu verbringen, Freude und Liebe zu erleben, als nur darüber zu reden[36]. Anfangs stand im Bonding die Katharsis zurückgehaltener Emotionen im Vordergrund. Heute geht es darum, einen sicheren Bindungsstil zu entwickeln.

Die Polyvagal-Theorie[37] nach **Stephen Porges** und **Sue Carter** ist ein wissenschaftlicher Durchbruch in der Trauma-, Stress- und Angstforschung. Bonding entspricht dem, was in dieser Theorie als Love Code beschrieben wird.

Der Nervus Vagus ist der große Ruhenerv des vegetativen, autonomen Nervensystems. Dank Porges wissen wir, dass es im Hirnstamm zwei Vaguskerne gibt[38]. Der

33 Stauss 2006, 38
34 Casriel 1971
35 Casriel 1971
36 Casriel 1995
37 Porges 2019, Jochims 2019
38 Poly-(= viele)vagal

evolutionsbiologisch jüngere Kern, den wir mit allen Säugetieren teilen, liegt anatomisch ventral (bauchseitig). Der ältere, den wir mit den Reptilien teilen, liegt dorsal (rückseitig). Der Sympathikus ist der Teil des autonomen Nervensystems, der zusätzliche Energie liefert für Kampf- oder Fluchtverhalten.

Die drei Systeme sind hierarchisch geordnet: Ist das autonome Nervensystem im ventralen, sozialen, intelligenten Vagus, schützt das sowohl vor der Mobilisierung des Sympathikotonus als auch vor der Immobilität des Energiesparmodus, der mit Grübeln, Hilf- und Hoffnungslosigkeit, Ohnmacht, Angsterleben einhergeht.

Das System soziale Sicherheit, ventraler Vagus, schützt vor Dauer-Beschleunigung genauso wie vor – Vollbremsung! Oxytocin[39] ist ein wichtiges Hormon in diesem System. Es lindert Stress, reduziert Angst und fördert Gefühle von Zufriedenheit und Bindung. Wie intakt unser Nervensystem ist, entscheidet maßgeblich, wie wir uns und die Welt erleben und wie andere – uns erleben.

Unsere vorrangige Aufgabe besteht folglich darin, uns und andere aus Stresszuständen möglichst schnell wieder in den sozialen Vagus zu verhelfen. Dann sind Gesundheit, Heilung und Wachstum, ein Erleben von Sicherheit, soziales Miteinander und Alleinsein möglich – ohne Angst[40].

Wird eine passende Korrektur eingeleitet (auch mithilfe anderer wie beim Bonding) und das soziale System »einge-

---

39 Uvnas-Moberg, K. & Peterson 2015
40 Winnicott 1985

schaltet«, kann wieder mehr Vertrauen und weniger Angst empfunden werden.

Verbundenheit (social bonding) ist die neurobiologische Brücke[41]. Es braucht die passende Reihenfolge von 1. Sicherheit – 2. Nähe – 3. Kontakt – 4. Bindung. Und es braucht statt Kontaktunterbrechung den nährenden Kontakt von Herz zu Herz, von Gesicht zu Gesicht und gemeinsame Aufmerksamkeit. Dann kommt es zu einer biochemisch-hormonellen Veränderung des Nervensystems in Richtung sozialer Vagus (Sicherheit). Das Gefühl von Sicherheit muss ständig erneuert werden. Es ist ein wechselwirksames System. Es braucht eine als sicher erlebte Verbindung mit sich selbst. Außerdem müssen Signale von sozialer Sicherheit angemessen empfangen werden, und sie müssen angemessen gesendet werden. Solche Signale sind zum Beispiel: strahlende, weiche Augen, Lächeln, eine warme, melodische Stimme.

Die Bindungsforschung kann als eine einflussreiche Weiterentwicklung der Psychoanalyse angesehen werden. Der englische Psychoanalytiker **John Bowlby**[42] begründete sie. Seine Bindungstheorie besagt, dass zwischen den frühen Erfahrungen einer Person mit seinen nahen Bezugspersonen und der späteren körperlichen und emotionalen Gesundheit eine enge kausale Beziehung bestehe. »Der Mensch gerät durch Mutterentbehrung im Säuglings- und Kleinkindalter ernstlich in Unordnung.«[43] Entschei-

41 Bauer 2008
42 Bowlby 1985
43 Bowlby 2001, 57

dend sei das Ausmaß, mit dem die Bezugspersonen 1. als sichere Basis für ihr Kind verfügbar waren und 2. ermutigen konnten, von dieser Basis aus selbstständig die Welt zu erkunden[44]. Den Wunsch nach Bindung und die Fähigkeit, Hilfe anzunehmen, versteht Bowlby als Stärke.

Harry Harlows Experimente mit jungen Rhesusaffen in den 1950er- und 1960er-Jahren zeigen, wie Leiden aussieht, wenn die sichere Basis fehlt – und zwar insbesondere angesichts angstauslösender Reize[45].

Mary Ainsworth[46] entwickelte den Fremde-Situation-Test, der weltweit eingesetzt wird, um die Bindungsqualität zu messen. Sicher gebundene Kinder können Vertrauen entwickeln und haben einen Sicherheitspuffer gegen Angst. Der Bindungswunsch wird gerade durch negative Gefühle ausgelöst und ermöglicht ein Ende des Leids. »Negative Gefühle werden mit diesem Arbeitsmodell in eine positive gefühlsmäßige Erwartung über einen guten Ausgang integriert.«[47]

Bonding kann Menschen lehren, den Love Code zu reparieren[48]. Das Nervensystem kann lernen, soziale Sicherheit zu erleben.

---

44 Bowlby 1973
45 Vgl. www.youtube.com unter Harry Harlow
46 Grossmann & Grossmann 2004, Brisch 2019
47 Stauss 2006, 121
48 Lair & Lechler 1983, Lechler 1995

Die Bonding-Psychotherapie hat mein persönliches und berufliches Leben enorm bereichert, und das von vielen anderen auch. Eine Teilnehmerin schreibt: »Ich hatte mich völlig in Ängsten über meine Zukunft verloren. Damals dachte ich noch: ›Ja, so ein bisschen ‚Kuscheln' ist bestimmt ganz nett, aber wie soll mir das weiterhelfen?‹ Ich wusste nicht, was sich durch diese Erfahrung alles in meinem Leben verändern durfte. Im sicheren (Körper-) Kontakt mit anderen Mitmenschen konnte ich meinen angestauten Gefühlen endlich Raum geben. Das war unglaublich befreiend! Vorher fühlte ich mich wie ein Dampfkessel, der den Druck halten muss, und nun wurde etwas in mir gelöst und freigesetzt. Dank der Nähe des Gegenübers spürte ich meinen Körper wieder. Meine Sinne wurden wieder aktiviert, und ich konnte besser im Hier und Jetzt bleiben, ohne abzuschweifen oder mich in einer Negativspirale zu verlieren. Dank des Halts durch einen anderen Menschen fühlte ich mich Schritt für Schritt in der Lage, mir Situationen oder Muster anzuschauen, die mir sonst die Kraft raubten und die dazugehörigen Glaubenssätze verändern. Dank der Arbeit mit dem Körper blieben diese Erkenntnisse nicht nur im Verstand. Es fühlte sich vielmehr so an, dass die Erfahrungen sich auch auf der Zellebene bei mir einspeicherten und dadurch Bestand hatten.«

Eine andere Teilnehmerin sagte: »Erstaunlich, wie viel Liebe jeder trotz gebrochenen Herzens geben kann. Ich fühle mich jetzt ganz zart und voller Kraft zugleich.«

Ein Teilnehmer erklärte: »Wer nicht an Wunder glaubt, sollte mal zum Bonding gehen. Und dann wieder. Und wieder.« Und der Hypnosystemiker Gunther Schmidt äußerte einmal, er kenne Bonding: »Es war immer saugut!«

Zu mir kam eine 40-jährige Patientin, ihren Teddy im Arm, die sich als völlig verängstigte Vierjährige erlebte. Die Erwachsene war nur körperlich anwesend. Im Gespräch konnte ich sie behutsam daran erinnern, dass sie sich heute nicht mehr wie die Kleine von damals fühlen müsse und dass sie für ihre Kleine besser sorgen könne, wenn sie erwachsen bleibe. So sagte sie schließlich ihrer Kleinen: »Das sind deine Gefühle. Ich verstehe, wie du dich fühlst. Denn ich habe mich früher auch gefühlt wie du jetzt. Ich muss mich heute nicht noch einmal so fühlen, um dich zu verstehen. Ich kann viel besser für dich Sorge tragen, wenn ich erwachsen bleibe. Ich kann dich tragen oder an die Hand nehmen. Wir gehen zusammen in den Zoo, wenn du magst, oder wir springen in Pfützen. Ich zeige dir, wie ich lebe. Sag mir, wie du das hier findest. Und falls du mal Angst hast, kannst du dich sofort hinter mir verstecken oder, schwupps, in meine Känguru-Bauchtasche springen, oder ich bringe dich in den tollsten Kindergarten der Welt, wo alles genauso ist, wie es dir gefällt. Ich, die Große, passe auf dich auf, ich koche für dich, du kannst helfen, wenn du möchtest. Ich verdiene Geld für uns, ich lerne Verantwortung für uns beide zu übernehmen. Ich beschütze dich wie eine Löwin.« Sie ging – zufrieden – mit dem Teddy im Arm. Es war übrigens ein Teddy, der jetzt ein Symbol für ihre Kleine geworden war.

Ich kenne leistungsstarke, erfolgreiche Menschen, die plötzlich von Panikattacken überrascht wurden, obgleich sie bis dahin Angstgefühle nicht kannten. Meist stellt sich heraus, dass die Angst eigentlich in ihre Kindheit gehört. Andere Angstgeplagte waren zu behütet aufgewachsen. Beide erleben sich entfremdet und überfremdet durch Ansprüche anderer Menschen und haben wenig Übung im Umgang mit Angst. Manchmal ist es nicht ganz leicht zu erkennen, ob gerade der Erwachsene Angst hat oder ein jüngeres Ich. Angst fühlt sich immer gleich scheußlich an.

Die beiden folgenden Metaphern aus der Bonding-Psychotherapie können zu Geschichten ausgebaut werden und eignen sich, wenn jemand sich ängstlicher, überwältigter, hoffnungsloser und hilfloser (also jünger) erlebt, als es sein müsste. Sie können helfen, wieder handlungsfähig zu werden.

Gut zu erkennen!

Diese Übung ist nützlich, um Ängste, die aus der Vergangenheit stammen, dieser zuzuordnen und das gegenwärtige Erleben davon zu befreien.

»Wenn Sie unnötigerweise Angst haben, können Sie fühlen: ›Sind da Windeln?‹ – ›Nein!‹ – ›Ich bin also erwachsen. Ich bin nicht mehr abhängig. Ich kann mich behaupten. Ich habe viel mehr Möglichkeiten als damals.‹«

Wer sitzt am Steuer?

Eine ähnliche Übung kann mit einer anderen Metapher durchgeführt werden:

»Sobald Sie merken, dass Ihr Kind sozusagen am Steuer Ihres Autos sitzt, fordern Sie es freundlich, aber bestimmt auf, sich auf den Rücksitz zu setzen und – übernehmen Sie das Fahrzeug.«

Angst ist Angstkraft

Die folgenden drei Bonding-Geschichten können helfen, Angst etwas positiver zu bewerten.

»Wenn Sie Angst haben, heißt das nur: Sie sind ein Mensch! Ein Sprichwort sagt: ›Lieber einen Moment feige als ein Leben lang tot.‹ Es gibt, vereinfacht gesagt, fünf angeborene Grundgefühle. *Wut* als das Gefühl, das uns zeigt, dass etwas für uns nicht richtig ist. Wut stellt die Energie zur Verfügung, das zu verändern. *Schmerz* als das Gefühl, das sich einstellt, wenn wir emotional oder körperlich in Gefahr sind. Und *Angst* ›als die extra Portion Energie, die es braucht, um von der Gefahr wegzukommen‹. Und wofür lohnt das Leben? Für *Freude* und *Liebe*. Casriel sagt: Wofür ist ein Körper gut, wenn nicht, um Freude und Liebe zu erleben. Also kann man sagen: ›Deine Angst ist Deine Kraft. Angst-Kraft.‹ Und ›Mut ist Angst plus ein Schritt‹.«[49]

49 Die beiden Sätze gehen zurück auf George Rynick, den ersten von Dan Casriel akkreditierten Lehrtrainer. Er war auch Ericksonianer.

Der Start eines Flugzeugs

Diese Geschichte können Sie Klienten erzählen, um sie zu ermutigen, ihre Selbstfürsorge zu priorisieren und Angst als pure Energie, als Angst-Kraft zu deuten.

»Sie sitzen im Flugzeug, werden freundlich begrüßt, und dann folgt die Sicherheitsansage. Die Notausstiege und die Funktion der Sicherheitsgurte werden erläutert. Später heißt es: ›Im äußerst seltenen Fall, dass Bedarf wäre, kümmern Sie sich bitte zunächst um sich selbst. Erst wenn Sie gut versorgt sind, kümmern Sie sich um Kinder.‹ Dann kommt die Ansage, dass nun zum Testen die Maschinen hochgefahren werden. Das Flugzeug wird wach, es schüttelt und rüttelt, ächzt und zittert. Wenn das Flugzeug dann startet, wird es ruhig und geschmeidig. Dann wandelt sich die Energie in Kraft. Ähnlich ist es mit der Angst. Sie ist eine Zusatzenergie, die noch nicht weiß wohin. In dem Moment, in dem sie genutzt wird, verwandelt sie sich in Kraft, in Mut, in Neugierde, in Lernen und Stolz.«

Miles über Bord?

Die folgende Geschichte kann Menschen ermutigen, Hilfe zu suchen.

Einer der Altmeister der Bonding-Therapie, George Rynick, war früher bei der Küstenwache. Er war auch ein hervorragender Ringer und – Pastor. Er hatte seine Bulldogge, Kapitän Miles H. Imlai der Dritte, als Welpen mit an Bord geschmuggelt, denn der Kapitän verabscheute Hunde, Hunde an Bord und erst recht

Hunde an Bord *seines* Schiffes. Eines Tages gab es einen sehr heftigen Sturm mit meterhohen Wellen, die pausenlos über das Deck fegten und alles, was nicht fest war, fortspülten. George machte sich Sorgen um Miles, er hatte aber Dienst, und so schickte er einen Vertrauten, um nach ihm zu schauen. Miles war nicht zu finden. Er suchte und suchte. Er suchte in jedem Winkel, in jeder Ecke, jeder Kajüte. Miles war nicht zu finden. Zuallerletzt ging er in die Kajüte des Kapitäns, und da fand er – Miles, selig schlummernd, während der Kapitän ihn kraulte. Auch der ansonsten dauermürrische Kapitän war für ein Mal richtig tiefenentspannt. Miles verstand es, sich Hilfe zu holen.

Ich halte dich in deiner Angst!

Die folgende Übung eignet sich zur korrigierenden Neuerfahrung bezüglich familiär und kulturell erlernter Einstellungen zur Angst. Individuell passende Botschaften können nachgetankt werden[50].

Angst ist ja oft ein Ruf nach Hilfe und Halt. Im Kontext von Bonding könnte man zwei Sorten von Menschen unterscheiden. Die einen haben gelernt, niemanden zu beanspruchen, lieber allein zurechtzukommen. Die anderen fühlen sich so bedürftig, dass sie jeden Preis für Nähe zahlen. Sie passen sich zu sehr an aus Angst, verlassen zu wer-

50 Im Rahmen von Bonding-Workshops können Sie mit Haut und Haar in solche Übungen eintauchen. Mehr unter www.bonding-psychotherapie.de, www.astrid-vlamynck.com und www.zentrumimkraichgau.de.

den. Beide brauchen passende Botschaften. Die Ersten haben möglicherweise ein Nachholbedürfnis an Schutz und Trost, dass sie auch in ihrer Bedürftigkeit und vermeintlichen Schwäche wahrgenommen und geliebt sind. Die Zweiten haben womöglich ein Nachholbedürfnis an Worten wie: »Du kannst. Mach' deine Erfahrungen. Du bist nicht für mich verantwortlich. Sei mutig.«

Die Halteübung kann unter anderem von Paaren, von Freunden, von Geschwistern genutzt werden. Die haltende Person folgt, soweit möglich, den Regieanweisungen der empfangenden Person und ihrer Intuition. Die Person, die hält, gibt, als ideale Version ihrer selbst, Bestätigung und Liebe, wie es gebraucht wird. Die Person, die gehalten wird, nimmt, was passt, und weist zurück, was nicht passt. Die gebende Person kann ihrem eigenen »inneren Kind« sagen: »Hör genau zu, das gilt alles auch für dich!« Zum guten Ende bedanken sich beide und sind wieder ganz in ihrem Erwachsenen-Ich!

1. Eine Person setzt sich bequem angelehnt an eine Wand und hält die andere Person: Herz zu Herz (siehe Foto). Wenn die haltende Person ihr äußeres Bein aufstellt, ist es noch bequemer. Holen Sie sich gegebenenfalls Kissen oder Decken zur Abstützung.
2. Geben Sie Bestärkungen und Bestätigungen wie: »Schön, dass du da bist. Du darfst mir nah sein. Du darfst du selbst sein. Du darfst erwarten, dass deine Bedürfnisse erfüllt werden.«
3. »Du darfst es genießen.« Und wenn die Augen ungläubig gucken: »Ja, es ist wirklich in Ordnung, dass du dich soooo

wohlfühlst!« Liebende lachende Augen sagen: »Es ist vollkommen okay, dich wohlzufühlen, wenn du bekommst, was du brauchst. Du bist es wert.«

4. Sich zurechtruckeln, bis es richtig bequem ist, kann eine sehr heilsame Erfahrung sein: »Ich muss nicht mit dem ersten Angebot zufrieden sein, ich darf anspruchsvoll sein, bis es wirklich passt.«
5. So kann jemand, der Mangel, Zurückweisung oder schlechte Behandlung erfahren hat, erleben, wie es ist, gehalten und geknuddelt zu werden und liebevolle Worte zu hören.
6. Der andere kann ermutigt werden: »Ja. Zeig mir, wie du dich fühlst. Wir müssen auch mal Gefühle loslassen. Es ist wie Atmen. Wir können nicht immer nur einatmen. Wenn du etwas vom Schmerz, Stress oder der Angst rausgelassen hast, kannst du noch mehr Gutes aufnehmen. Das ist für dich und andere gut!«
7. Es kann wohltuend sein, »dem Kind« zu erlauben, dass es eigene Gedanken, Gefühle und Wünsche haben darf. Dass es sagen darf, was es sich wünscht: »Bitte sag mir: Ich beschütze dich. Ich bin groß. Du darfst klein sein. Alle deine Gefühle sind gut. Ich helfe dir, wenn du möchtest.«
8. Und natürlich ist dieses Wesen ja nicht wirklich ein kleines Kind. Es kann jederzeit aussprechen, was es hören oder fühlen möchte und was nicht.
9. Es kann schön sein, die Geschichte einer idealen Empfängnis, Schwangerschaft, Geburt zu erzählen: »Papa und ich sind glücklich. Wir freuen uns, dass du da bist. Und dass du ein Mädchen (Junge etc.) bist.«

Känguru

Diese Übung ist einsetzbar, damit das ängstliche Wesen sich geborgen ausruhen darf.

Manche ältere Kinder und (ängstliche) Erwachsene lieben es, wenn sie ab und an noch einmal so liegen dürfen wie ein Baby auf dem Bauch der Mutter – das nach der Geburt ruhen darf, bis es sich von den Strapazen erholt hat, bis es sich daran gewöhnt, dass da im Außen jetzt Luft und nicht mehr Wasser ist.

Ins Körbchen

Auch diese Übung kann eingesetzt werden, um sich – sicher gehalten – fallen lassen zu können und somit Angst zu überwinden.

Halt zu geben, sodass ein anderer Mensch sich Rücken an Bauch anlehnen kann, kann für beide beglückend sein. Vielleicht wird eine Bestellung an Singen, Summen oder Kraulen aufgegeben. Vielleicht ist es schöner, einfach still zu sein. Mal nichts weiter zu müssen. Atmen, wärmen, entspannen, sich miteinander ausruhen.

Im Bonding geht es darum, ganzkörperlich gehalten zu sein. Alles geht um Liebe. Bonding ist Liebe in Aktion.

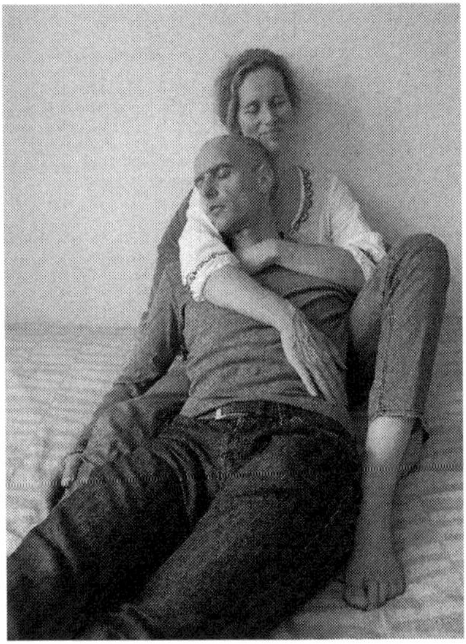

Abbildung 1: Rücken an Bauch

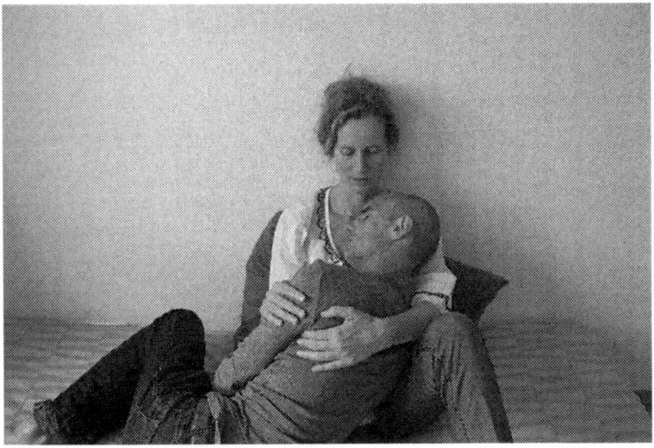

Abbildung 2: Herz zu Herz

7. Energetische Psychologie

Astrid Vlamynck

Tagtäglich bin ich dankbar, dass ich die Energetische Psychologie (EP) schon 2001 dank Gunther Schmidt entdeckt habe. Er schrieb: EP sei »die am meisten ernst zu nehmende Neuentwicklung im Feld der kompetenzorientierten Kurzzeittherapie, ein ›Muss‹, das unsere Arbeit noch flexibler und effektiver macht«[51]. Jeden Tag entdecke ich kreative Erweiterungen. Ich kenne kaum eine Methode, die mit so wenig Einsatz so große Wirkung entfalten kann. Oft behandle ich spontan im Flugzeug Menschen mit Flugangst. Die EP ist ein Handwerkszeug, das Sie immer dabeihaben.

Im Rahmen der EP werden Akupunkturpunkte, die seit Tausenden von Jahren in der Heilung genutzt werden, berührt. Hinzu kommen weitere körpernahe Interventionen, die das vegetative Nervensystem in den Modus des ventralen Vagus bringen und damit das körpereigene Heilsystem (wie mit EMDR, Somatic Experiencing und Tension and Trauma Releasing Exercises, Bonding oder Hypnose) aktivieren. Außerdem werden individuell selbstbeziehungsverbessernde Formulierungen zur besseren Wirksamkeit mit bifokalen multisensorischen Elementen kombiniert.

---

51 Schmidt 2011

Ich liebe Techniken, die eine schnelle Erholung erlauben, die sowohl Schockstarre und Resignation als auch Hektik, Panik oder Gereiztheit verkürzen, um möglichst schnell wieder mit Zuversicht, Inspiration, Initiative und Vertrauen am Leben teilzunehmen.

Die Energetische Psychologie (EP) wurde von dem amerikanischen Psychologen **Fred Gallo** entwickelt. Die Forschungsergebnisse bestätigen, was Kliniker schon lange beobachten, dass die EP[52] zur Modulation von Angst, andauerndem Stress und in der Behandlung der Symptome posttraumatischer Belastungsstörungen[53] besonders wirksam ist, ebenso zum Ausbau von Resilienz, zum Aufbau von Hoffnung, Stärke und Gelassenheit und generell zur Entwicklung dessen, was gesund erhält.

Aus der EP stammen viele alltagstaugliche Kurzinterventionen sowie standardisierte und maßgeschneiderte komplexe Behandlungselemente[54]. Insbesondere das Auffinden und Überwinden von Mechanismen der Selbstsabotage und anderweitig ungünstigen Selbstbeziehungsmustern sind ein Highlight der EP. Die praktische Anwendung ist systematisch, systemisch, höchst individuell und kreativ[55].

---

52 Gleiches gilt für Klopftechniken wie TFT, EFT, PEP.

53 Brinkmann 2010, Aalberse & Geßner-van Kersbergen 2012, Eschenröder & Wilhelm-Gößling 2012, Eschenröder 2018, Pfeiffer 2018

54 Fortbildungsangebote finden Sie unter www.astrid-vlamynck.com.

55 Gallo 2001, Bohne 2008, Aalberse & Geßner-van Kersbergen 2012, Eschenröder & Wilhelm-Gößling 2012, Vlamynck 2009, 2019

Praktische Möglichkeiten

Angst kann das Symptom einer überaktiven Stressachse sein. Nach Stephen Porges' Polyvagal-Theorie[56] kann sie Folge des Mobilisierungs- oder des Immobilisierungs-Modus des Organismus sein. Die EP beeinflusst in beiden Fällen sofort und völlig unbewusst das Nervensystem in Richtung Heilung, da die Physiologie über das autonome vegetative Nervensystem in den sozialen, intelligenten Vagus, sozusagen in den richtigen Gang, reguliert wird: Weder untertourig nach hochtourig, weder Vollbremsung noch blind drauflos.

Das 6-Schritte-Programm

Das 6-Schritte-Programm bietet eine bewährte Abfolge oder therapeutische Dramaturgie an, in der EP praktiziert werden kann, um kleinere wie größere Angstthemen zu bearbeiten. Das Programm besteht aus den folgenden Schritten:

1. Themeneingrenzung
2. Status-quo-Einschätzung
3. Zur Ruhe kommen
4. Eröffnung
5. Akupunkturpunkte aktivieren
6. Abschluss-Integration

56 Porges 2019, Dana 2018, Jochims 2019, Porges & Dana 2019

Schritt 1: Themeneingrenzung

Nehmen Sie *einen* Aspekt Ihrer Angst ins Visier, z. B. ein Gefühl, eine Verhaltensweise oder einen Gedanken. Finden Sie dafür Schlüsselbegriffe wie »diese Angst beim Zahnarzt, wenn …« »Diese Angst, mich mit … zu zeigen …« Stimmen Sie sich auf diesen Aspekt des Themas ein. So weiß Ihr Nervensystem, woran Sie arbeiten möchten.

Schritt 2: Status-quo-Einschätzung

Schätzen Sie die Höhe der *momentanen* Belastung auf einer Skala von 0 – 10 zu Beginn der Übung ein.

Schritt 3: Zur Ruhe kommen

Diese Übung verhilft Ihnen zur Zentrierung und inneren Sammlung. Der Körper ist immer im Hier und Heute. So kann er durch geeignete Bottom-up-Prozesse Neu-Lernen ermöglichen und Problemnetzwerke überschreiben. Ihre beiden Gehirnhälften, rationale, emotionale und sinnennahe Spezialeinheiten Ihres Nervensystems bahnen gemeinsam die Lösung. Was gut ist, bleibt erhalten und wird ausgebaut.

Überkreuz-Übung

Die Überkreuz-Übung stellt den dritten Schritt des 6-Schritte-Programms dar. Sie kann aber ebenso für sich allein als Intervention zur Entspannung und Stabilisierung bei Belastungen im Alltag eingesetzt werden.

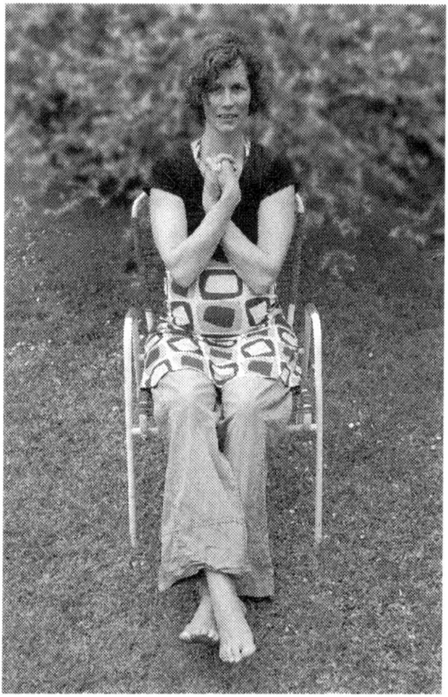

Abbildung 3: Überkreuz-Übung

»Nehmen Sie die folgende Haltung ein: Legen Sie den *rechten* Fuß über den linken. Strecken Sie die Arme nach vorne und legen den linken Arm über den rechten. Die Handflächen zeigen zueinander. Verschränken Sie die Finger ineinander wie zum Gebet und drehen Sie sie in Richtung Bauchnabel, bis die Hände – bequem – vor dem Brustbein liegen. Entspannen Sie die Schulterpartie und alle Gelenke. Lassen Sie Ihren Atem fließen. Entspannen Sie Ihre Augen (offen oder geschlossen). Stellen Sie sich zusätzlich eine ausbalancierte Pendelwaage vor und denken Sie das Wort ›Gleichgewicht‹. Dann entknoten Sie Ihre Arme und Beine und legen Sie jetzt den *linken* Fuß nach

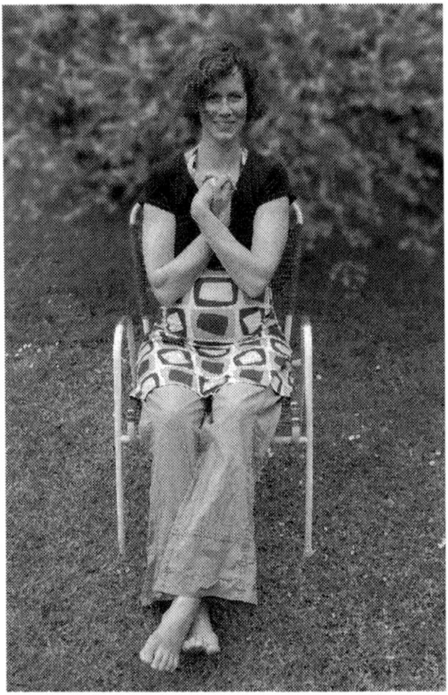

Abbildung 4: Überkreuz-Übung

oben und den *rechten* Arm über den linken. Verschränken Sie die Hände und drehen Sie sie, bis sie vor dem Brustbein liegen. Entspannen Sie die Schulterpartie und alle Gelenke. Lassen Sie Ihren Atem fließen. Entspannen Sie Ihre Augen (offen oder geschlossen). Stellen Sie sich zusätzlich eine ausbalancierte Pendelwaage vor und denken Sie das Wort ›Gleichgewicht‹.

Nehmen Sie jede Position mindestens 30 Sekunden ein, gerne auch länger, wenn es angenehm ist. Themen, die Ihnen einfallen, dürfen an Ihnen vorbeiziehen wie Wolken am Horizont. Registrieren Sie auch Wohltuendes.«

Schritt 4: Eröffnung
Selbstannahme ist ein wesentlicher Wirkfaktor der Energetischen Psychologie. Es lohnt sich, hier Ausdauer und – auch sprachliches – Fingerspitzengefühl zu entwickeln. Sie dient zur Überwindung von Selbstsabotage, Entfremdung und übermäßiger Bescheidenheit.

Selbstannahme-Übung

Die Übung stellt den vierten Schritt im Rahmen des 6-Punkte-Programms dar. Sie kann jedoch auch für sich allein praktiziert werden. Eine Möglichkeit ist, diese Übung so oft wie möglich durchzuführen, um gnädig bzw. großzügig mit sich selbst zu werden.

Sagen Sie zu sich selbst:
»*Mit allem*, was noch nicht so ist, wie ich es mir wünsche, achte und akzeptiere ich mich.«
»Auch wenn *diese* Angst … (benennen Sie den Aspekt der Angst, an dem Sie zunächst arbeiten wollen) sich noch nicht so verändert, wie ich es mir wünsche, achte und akzeptiere ich mich.«
(Sie sagen nicht: »Ich nehme meine Angst an«, sondern: »Ich nehme *mich* an, obwohl es noch diese Angst gibt.)
»Auch wenn … sich nicht so schnell verändert, akzeptiere ich mich, so wie ich *noch* bin. Vieles kann sich mit der Zeit ändern.«
»Auch mit … bin ich grundsätzlich cool und okay.
Auch mit … behandle ich mich liebevoll und freundlich. Ich bleibe dran. Ich möchte … überwinden.«

»Und auch wenn es sich zu gegebener Zeit verändert, achte und akzeptiere ich mich.«
Erlauben Sie sich für Sie passende sprachliche Abwandlungen.

Sprechen Sie jede Idee mindestens dreimal, möglichst hörbar, aus, während Sie den Selbst-Annahmepunkt über dem Herzen aktivieren, den Bereich, wo man einen Orden oder eine Brosche anstecken würde. (Abbildung 5)

Schritt 5: Akupunkturpunkte klopfen
Die Akupunkturpunkte sind ganz besondere Punkte. Sie sind das Ergebnis einer empirischen Wissenschaft der frühen asiati-

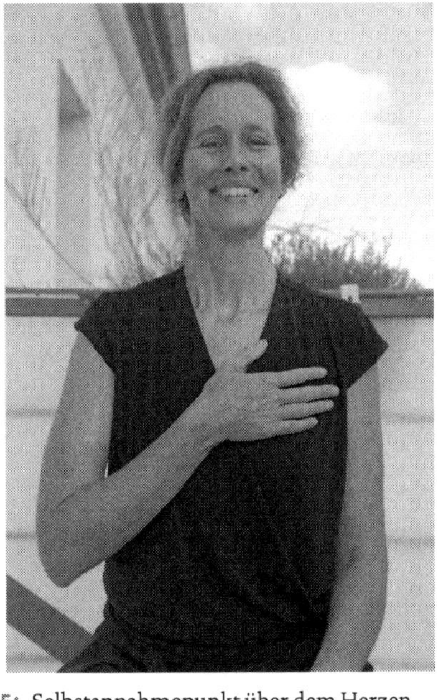

Abbildung 5: Selbstannahmepunkt über dem Herzen

schen Hochkulturen, die auf mindestens 3000 Jahren klinischer Erfahrung basiert[57].

Das haptische System ist unser größtes Sinnessystem[58], und die Akupunkturareale sind neurobiologisch besondere Punkte. Sie haben sehr viele Tastkörperchen und freie Nervenendungen, besonders im Gesicht und an den Händen. So werden Impulse feinfühlig wahrgenommen und über blitzschnelle (myelinisierte) Nervenbahnen in die für das Neulernen zuständigen Areale unseres Gehirns geleitet (limbisches System und dorsolateraler präfrontal/orbitofrontaler Cortex). Es reicht oft nicht, etwas nur zu wissen oder zu wollen. Die Botschaft muss intensiv auf vielen Kanälen (die fünf Sinne, Sprache und Bewegung) neuronal eingespeist werden. Dann entfaltet sie auch Wirkung. Die psycho-immuno-neuro-endokrinologischen Wirkungen der Akupressur sind inzwischen nachgewiesen wie auch die Verbesserung der somato-emotionalen Verarbeitung durch bifokale multisensorische Interventionen[59]. Die richtigen Netzwerke werden gestärkt, damit Sie Ihre Kompetenz und Kreativität (wieder) zur Verfügung haben. Sie nutzen so die Neuroplastizität in Ihrem Sinne.

Von der Augenbraue über das Schlüsselbein zum Handgelenk

Die folgenden Bilder zeigen die Akupunkturpunkte, die für diese Klopfübung benötigt werden. Ich benenne auch The-

57 Hempen 2001
58 Grunwald 2018
59 Aalberse & Geßner-van Kersbergen 2012, 64 ff., 132 ff., 163 ff., 283 ff., Eschenröder & Wilhelm-Gößling 2012, 47 ff., 75 ff., 155 ff.

men, für die ein bestimmtes Behandlungsareal besonders hilfreich sein kann[60].

1. Augenbraue, innen:
   Vermindert Angst und stärkt Harmonie, Frieden und Mut.
2. Seitlich des Auges, auf der Augenhöhle:
   Gegen Lethargie, für Hoffnung, Leichtigkeit und Liebe, für Mut und Entschlossenheit. Stimulieren Sie gleichzeitig das äußere Ende der Augenbraue. Das integriert, stärkt das Selbstwertgefühl, beflügelt und öffnet für Kontakt.
3. Jochbein, mittig:
   Für Entschlossenheit, Zufriedenheit und Ruhe.
4. Unterhalb der Nase, über der Oberlippe:
   Gegen Verlegenheit, für gesunden Stolz, stärkt die Kommunikationsfähigkeit.
5. Unterhalb der Unterlippe, in der Kuhle:
   Gegen Befangenheit und Scham, stärkt Energie und gesunden Stolz.
6. Im Winkel zwischen Schlüsselbein und Brustbein:
   Löst Ängste, stärkt die Willenskraft und die Fähigkeit, Entscheidungen zu treffen, unterstützt Ruhe und Sicherheit.
7. Handgelenk umfassen und reiben:
   Das aktiviert alle Meridiane der Hand gleichzeitig. Behebt Minderwertigkeitsgefühle und negative Erinnerungen, stärkt Vitalität, Gelassenheit und Zuversicht.

60 Diamond 1987, Hartmann 2003

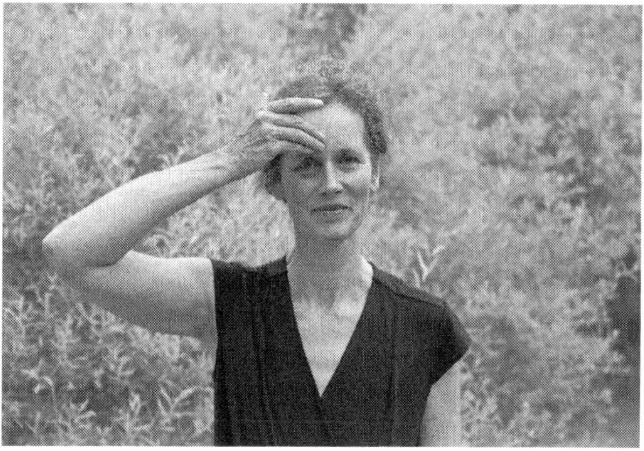

Abbildung 6: Augenbraue innen

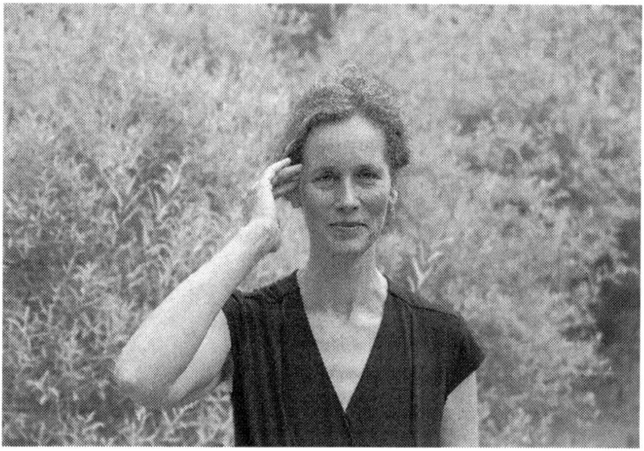

Abbildung 7: Seitlich des Auges, mittig auf der seitlichen Augenhöhle

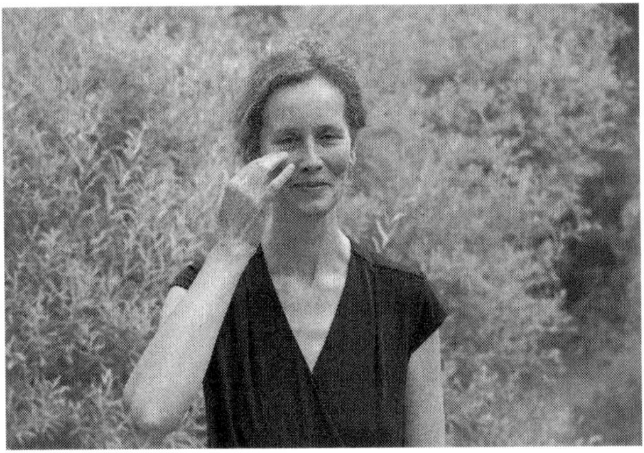

Abbildung 8: Jochbein, mittig

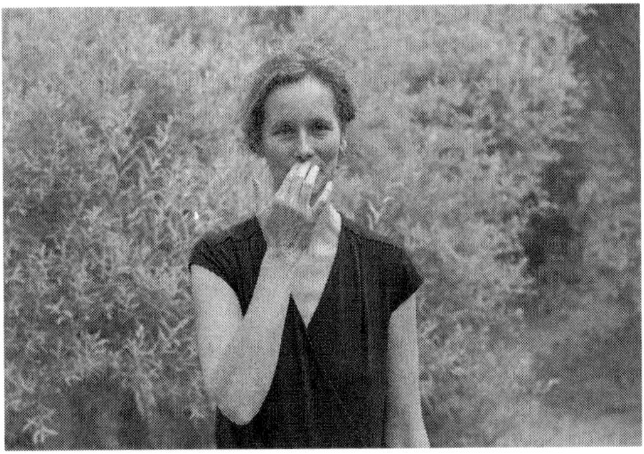

Abbildung 9: Unterhalb der Nase

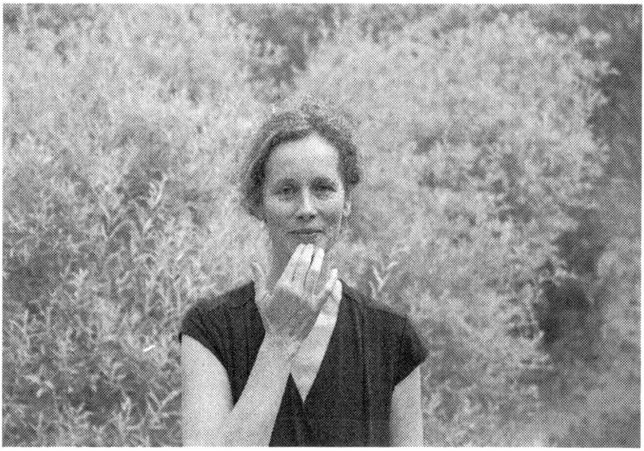

Abbildung 10: Unterhalb der Unterlippe

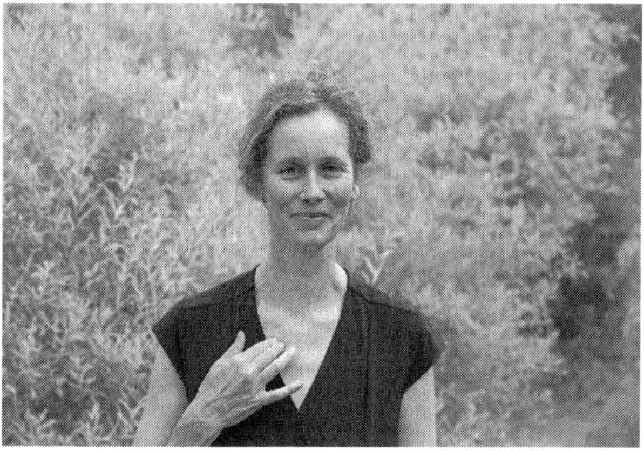

Abbildung 11: Im Winkel zwischen Schlüsselbein und Brustbein

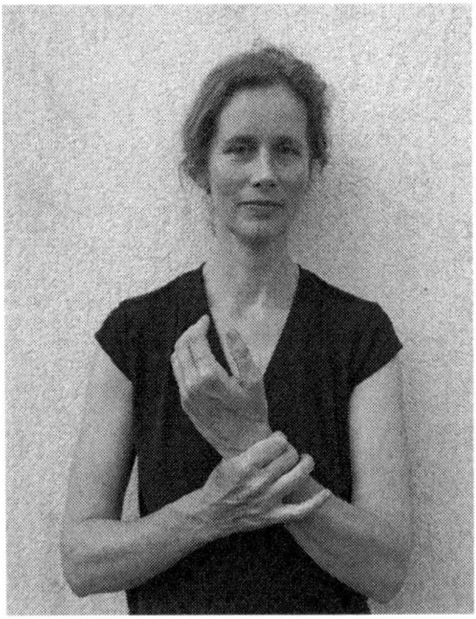

Abbildung 12: Umfassen des Handgelenks

»Stimmen Sie sich auf *einen* Angst-Aspekt (bestehend aus Gefühlen, Gedanken, Bildern oder Verhaltensgewohnheiten) ein und aktivieren Sie dann nacheinander die sieben Areale. Klopfen Sie mit den Fingerkuppen des Zeige- und Mittelfingers, mindestens so lange, wie Sie einmal bequem ein- und wieder ausatmen: fest oder zart, schnell oder langsam. Gerade bei Angst kann es angenehm sein, die Punkte nur ruhig zu halten! Ob Sie rechts oder links aktivieren, ist gleich gut. Denken Sie an das Thema, stellen Sie es sich intensiv vor oder benennen Sie es. Beobachten Sie, welche Punkte Ihnen besonders wohltun. Mit der Erfahrung bekommen Sie ein gutes Gespür für die Feinheiten.

Sollte sich ein Aspekt nicht im ersten Anlauf auflösen, wiederholen Sie die Übung für den ›verbleibenden‹ Aspekt. Machen

Sie geduldig weiter. Es kann helfen, zusätzlich die Zunge zwischen Zahnreihe und Wangenschleimhaut zu kreisen, zu summen oder mit den Lippen zu prusten. Sagen Sie sich: ›Es ist die Angst, die so denkt. Ich bin mehr als sie.‹ Bleiben Sie in der Beobachterposition. Seien Sie achtsam neugierig, was als Nächstes passiert. Geben Sie allem Raum und Zeit: Gefühlen, Gedanken, Erinnerungen, Assoziationen, Aha-Erlebnissen, Erkenntnissen, Lösungen. Erlauben Sie die Heilungswellen. Ihr eigenes System bewirkt die Heilung. Lernen Sie, dem Ablauf zu vertrauen. Was sich zeigen muss, wird sich zeigen. Sie brauchen nichts zu forcieren. Zum Heilungsweg können ein paar Tränen gehören. Alles ist eine Zeit lang erlaubt. Eine leichte Übelkeit, ein Schmerz, eine Anspannung, Wut. Das sind Reste des vorherigen Erlebens, die bisher nicht zu einem guten Abschluss kommen konnten[61]. Wenn noch eine Welle von Unangenehmem käme, erlauben Sie es: ›Aha, ach so, ah ja.‹ Sie können dann auch ein erstes Aufatmen wahrnehmen, eine Welle von Zuversicht, Dankbarkeit, Stolz, Wärme, Weite, Lösung. Der Nacken richtet sich auf. Ein Lächeln entsteht. Wie von allein. Erlauben Sie, dass Ihnen das auch bewusst wird! Sie können sich fragen: Was ist aus dem Grummeln geworden? Was ist da stattdessen? Was alles ist schon besser?
Wie blicken Sie jetzt auf sich und das Leben?
Wenn Sie die wohltuende Wirkung ein paar Mal erlebt haben, wird Ihnen das noch leichter fallen. Meine Beobachtung ist, dass die EP mit jeder Anwendung noch besser wirkt.«

61 Levine 2016

So könnte sich beispielsweise der Ablauf entfalten:

»Mit allem, was noch anders ist, als ich möchte, liebe und achte ich mich. Auch mit dieser heftigen Angst – liebe und achte ich mich – so gut ich schon kann. Auch wenn es sich ändert, liebe und achte ich mich. Diese blöde Angst, unter der ich seit Jahren leide … einfach gemein! Ich spüre sie gerade ziemlich deutlich. Ach da war ja mal dieser doofe Chef … Der war total ungerecht … Bin ich wütend. Ich könnte den … Diese Anspannung im Kiefer … Dieser Druck über dem Herzen. Jetzt wird es tatsächlich besser. Ich werde entspannter und ruhiger. Klarer. Es verblasst. Es wird leichter. Ich kann ja auch ganz viel. Ich bleibe auf Augenhöhe. Ich kann für mich sprechen. Ich bin auch ein Licht!«

Eine Anwendungsmöglichkeit sieht so aus:

»Aktivieren Sie nacheinander alle Punkte und die Handgelenke der rechten und linken Körperhälfte, und sagen Sie an einem Punkt: ›Ich bin ängstlich‹ und am nächsten: ›Ich bin mutig‹. Machen Sie ruhig viele Durchgänge. Erlauben Sie, was passiert, ab-läuft. Beobachten Sie die Wirkung.«
Aktivieren Sie die Punkte (alle oder Ihre Lieblingspunkte) in der Folgezeit sofort, falls ein Schreck, eine kleine Angst-Hürde, ein unvorteilhafter Gedanke auftauchen, um Unpässlichkeiten und Unebenheiten schnell zu überwinden.

Schritt 6: Abschluss-Integration am Handgelenk
Der sechste und letzte Schritt besteht in einer Übung zur Stabilisierung und Integration des Erreichten.

Diese Übung bildet üblicherweise den Abschluss des 6-Schritte-Programms, kann jedoch auch für sich allein stehen und stellt dann eine sehr nützliche Kurzintervention bei Angst und Stress im alltäglichen Leben dar:

»Umfassen Sie Ihr Handgelenk, massieren Sie es und …

- Führen Sie die Augen langsam (bis fünf zählen) vom Boden zu Ihrem Haaransatz.
- Schauen Sie zum Haaransatz (bis fünf zählen).
- Holen Sie tief Luft und atmen *genussvoll* aus.
- Stoppen Sie das Massieren, entspannen Sie sich und spüren nach, was alles schon besser ist.«

Es folgen einige zusätzliche Übungen für die Angstbehandlung.

Zungenkreisel-Übung

Diese Übung hilft, dass sich Menschen aus einem Angsttunnel herausbewegen können. Bei Angst werden oft unwillkürlich die Zähne zusammengebissen. Die Zähne sollten sich nur beim Essen berühren. Diese Übung ist geeignet, den Kiefer und den Nacken zu entspannen und um geistig und seelisch beweglich zu bleiben. Sie kommt auch der Herzratenvariabilität[62] zugute.

---

62 Die HRV zeigt an, wie gesund unser vegetatives Nervensystem ist.

»Kreisen Sie möglichst oft mit der Zunge zwischen Zähnen und Wange. Sie können zusätzlich die Augen einer vorgestellten liegenden Acht folgend bewegen.«

Stopp-Übung

Diese Übung ist nützlich, wenn sich ein Klient von Angstgefühlen überschwemmt fühlt und eine Verschnaufpause braucht.

»Legen Sie eine Hand auf die Stirn, die andere auf den Hinterkopf. Lehnen Sie zusätzlich die Zungenspitze an den oberen Gaumen. Das entspannt auch den Kiefer.«

Jin Shin Jyutsu bei Angst

Jiro Mural hat diese alte japanische Heilmethode wiederentdeckt: die Kunst, sich mit den eigenen Händen zu heilen.

Ermutigen Sie Ihre Klienten und Klientinnen, so oft wie möglich den Zeigefinger und den Mittelfinger oder auch beide Finger zu umfassen. Zur Beruhigung von Herz und Atmung lassen Sie den Kleinfinger und den Ringfinger umschließen.

Die Integration von Positivem

Nach John Gottman braucht es für jeden erlebten Stress, also auch für jedes Angsterleben, zum Ausgleich fünf positive Erlebnisse.

Diese vier Punkte lassen sich hervorragend damit verbinden, Erfolge in der Bewältigung von Angstgefühlen zu sammeln, sie intensiv zu erinnern und damit das Erleben von Zuversicht, Mut und Neugierde zu stärken und zu verankern.

- Der Punkt zwischen den Augenbrauen fördert die Integration.
- Der Punkt unter der Nase vermindert Scheu, stärkt das Selbstbewusstsein und gesunden Stolz.
- Der Punkt unter der Unterlippe wirkt Befangenheit entgegen. Er stärkt das Selbstbewusstsein und das kreative Denken.
- Der Punkt auf dem Brustbein stärkt das Immunsystem und wirkt ausgleichend.

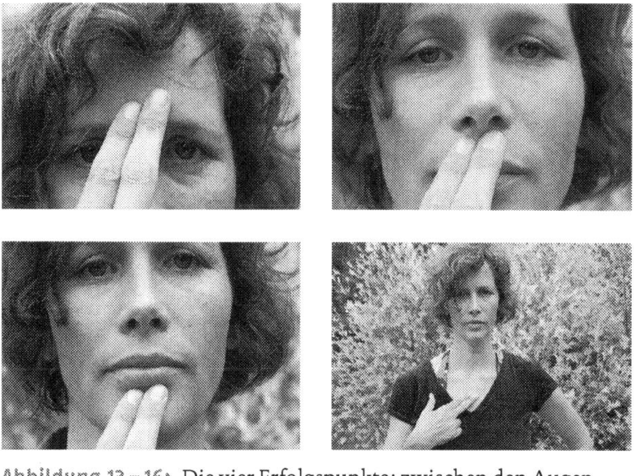

Abbildung 13 – 16: Die vier Erfolgspunkte: zwischen den Augenbrauen, unter der Nase, unter der Unterlippe, auf dem Brustbein

»Würdigen Sie gute Erfahrungen, Gedanken, Ideen, Interaktionen und verankern Sie sie durch Klopfen.
Fragen: Was bringt Sie zum Lächeln? Was können Sie gut? Was macht Sie stolz? Wann waren Sie mutig?
Erinnern Sie sich, so lebendig und anschaulich wie möglich. Dann helfen Sie Ihrem Nervensystem zusätzlich auf die Sprünge, indem Sie die vier Punkte aktivieren. Wenn Sie die Punkte regelmäßig mit Positivem verbinden, stapeln Sie hier immer neu Glücksmomente. Beobachten Sie zuversichtlich die Wirkung, kurz- und langfristig.«

Eine Variante besteht darin, dass Sie sich am Ende jedes Tages fragen: Was war heute gut? Aah, da hat mich jemand angelächelt. Aah, da habe ich mich sicher und geborgen gefühlt. Aah, das habe ich richtig gut gemacht. Sobald Sie ein erstes stärkendes Erlebnis gefunden haben, aktivieren Sie die vier Punkte. Meist wird die Wirkung so beschrieben: »Das Erleben wird farbiger, plastischer, lebendiger.« »Das Gefühl kommt dazu.« »Andere schöne Erinnerungen tauchen auf.«

Energiespender etablieren

Diese Übung ist äußerst hilfreich, um trotz Angstgefühlen ein Erleben von Selbstwert sowie einen starken Glauben an die eigenen Fähigkeiten und Möglichkeiten zu entwickeln.

»Welche Sätze möchten Sie als Antidot gegen die Angst hören?«
Beispielsweise: ›Du bist stark. Ich bin stolz auf dich. Ich glaube an dich. Atme. Lass los. Du bist gut genug. Du bist gut.‹

Erstellen Sie Ihre Best-of-Liste. Lassen Sie sich von einem Menschen Ihrer Wahl solche Sätze sagen[63]. Tauchen Sie ein mit Haut und Haar. Sie sind es wert. Und zum Verankern können Sie immer klopfen! Zelebrieren Sie die Sätze, während Sie die vier Punkte aktivieren.

Begeben Sie sich auf Schatzsuche. Kultivieren Sie, wovon Sie mehr haben möchten. Die EP kann dabei ein Zündfunke und Prozessbeschleuniger sein.«

63 Eine Möglichkeit besteht darin, zu Bonding-Intensiv-Workshops zu kommen, wo diese wohltuende Praxis regelmäßig geübt wird. Sie finden sie unter www.bonding-psychotherapie.de, www.astrid-vlamynck.com und www.zentrumimkraichgau.de.

8. Therapeutisches Erzählen

Stefan Hammel

Das therapeutische Erzählen ist eine wache Form der Hypnotherapie, inspiriert von der Arbeit Milton Ericksons, den Erzählungen Paul Watzlawicks und den Lehrerzählungen der jüdisch-christlichen Tradition[64].

Dem therapeutischen Erzählen liegt der Gedanke zugrunde, dass wir all unsere Lebenserfahrungen als Geschichten konstruieren, während wir das Erlebte unwillkürlich in Erinnerungen, Erwartungen und kreativen Deutungen unserer Welt in Form von Nacht- und Tagträumen verarbeiten. Träume könnte man als Muttersprache des Organismus auffassen, als urtümliche Art, sich zu orientieren. Die verbale Sprache ist dann ein Codier- und Decodiersystem, um Träume als Geschichten mitteilbar zu machen, sodass der Hörer sie miterlebt.

64 Eine Einführung und ausführliche Darstellung der Methodik des therapeutischen Erzählens sowie eine Sammlung bewährter therapeutischer Geschichten mit Verweisen auf assoziierte Problemstellungen bzw. Diagnosen findet sich in Hammel 2009, eine Videodokumentation einer 12-tägigen Seminarreihe zum therapeutischen Erzählen in Hammel 2015, Seminare dazu unter www.stefanhammel.de/seminare.

Das Leben ist ein Auf und Ab, und in Beratung kommen Menschen, die gerade erlebt haben, dass es abwärts ging und fürchten, ihre Lage werde so bleiben oder sich weiter verschlechtern. Scheitern kann ein Berater, indem er …

- vom guten Leben am Ziel redet, ohne beim Anfangserleben des Klienten anzuknüpfen, oder
- beim Anfangserleben anknüpft, ohne den Klienten zu einem hilfreichen anderen Erleben zu führen.

Positiv gesprochen geht es darum, innere Filme zu entwickeln, die beim Anfangserleben des Klienten anknüpfen und ihn in gangbaren Schritten zu einem besseren Erleben führen.

Hilfreiche innere Filme sind Geschichten, die …

- assoziativ bei seinem Belastungserleben anknüpfen, sodass er sie als relevant erlebt und
- ihn von seinen Erinnerungs- und Erwartungsgeschichten wegführen, sodass er, ohne in die bisherigen Schmerz- und Erstarrungszustände zu gehen, neue Weisen des Umgangs mit seinen Herausforderungen findet.

Therapeut und Klient entwickeln also beispielhafte oder metaphorische Parallelgeschichten (Anekdoten und Erlebnisse bzw. Parabeln, Märchen, Fabeln). Sie führen aus einer Krise zu einer Lösung und bieten dem Klienten dabei reichlich Raum für Eigeninterpretation und Transfer. So wirken sie nicht belehrend oder moralisierend. Therapeutische Geschichten können aus dem Gespräch heraus spontan entwickelt[65] oder von einer Stunde zur nächsten vorbereitet werden[66].

Protagonist der Geschichte kann der Klient selbst sein, der an früher gemeisterte Krisen erinnert wird, der Therapeut oder eine andere reale oder fiktive Person. Fiktive Personen werden realistisch oder in beliebiger Weise fantastisch ausgestaltet. Der Weg vom Problem zur Lösung ist »gefühlt plausibel«, das heißt, die Regeln des Genres werden eingehalten: In Märchen wird gezaubert, in Fabeln sprechen Tiere, in wissenschaftlichen und biografischen Berichten nicht. Genre und Inhalt folgen der Kreativität und den Neigungen der Gesprächspartner.

Die einfachsten Geschichten sind statisch. Sie gleichen Fotos, die dem Klienten zur Betrachtung vorgelegt werden. Andere sind dynamisch, wie Filme mit einer Dramaturgie, in der ein Protagonist aus der Krise zu einer Lösung findet. Auch Geschichten mit einem schlechten oder offenen Ende lassen sich therapeutisch nutzen[67].

Im Schaubild lässt sich die Situation so darstellen:

1. Ein Klient kommt mit seiner belastenden Lebensgeschichte an einem Tiefpunkt (dunkler Punkt im Auf und Ab des Lebens) in die Beratung.
2. Der Therapeut bietet ihm eine Parallel-Geschichte an, die sich plausibel von einem Tiefpunkt zu einem Hochpunkt (heller Punkt) entwickelt.

---

65 Techniken zum spontanen Entwickeln von Geschichten finden sich in Hammel 2009, 149 ff. et par.

66 Strukturen für den Aufbau solcher Geschichten s. ibid. 300 ff.

67 Mehr hierzu bei Hammel 2009, 260 ff.

3. Während der Klient bewusst dieser Geschichte folgt und sie annimmt, übernimmt er unwillkürlich deren Verlauf für die Prognose seiner eigenen Geschichte.

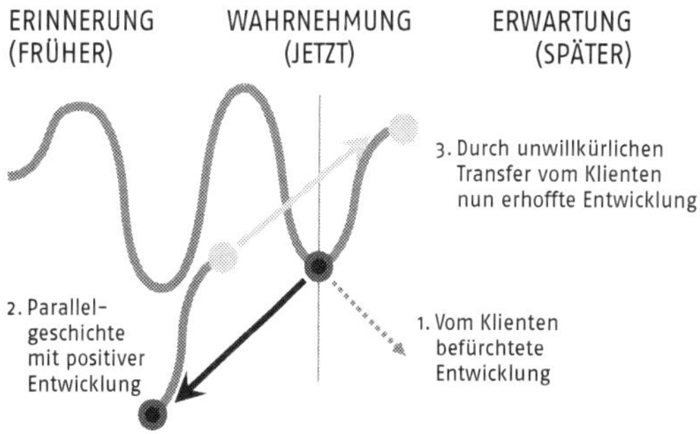

Abbildung 17: Im Auf und Ab des Lebens: am Tiefpunkt anknüpfen, zum Hochpunkt hinführen

Standfest

Die folgende Geschichte erzähle ich Klienten, die sich vor einer bevorstehenden Situation wie etwa einer Operation fürchten, aber auch solchen, die eine dramatische Situation überstanden haben und die ich vergewissern möchte, dass die Gefahr vorüber ist und nicht wiederkehrt.

Sie kann etwa nach Situationen akuter Lebensgefahr, bei Trauerfällen und Trennungen von Familien, beim Verlust der Heimat oder des Arbeitsplatzes eingesetzt werden.

»Eine Zugfahrt durch die Berge … ringsherum grüne Wiesen, die sich an den Hängen entlangzogen. Mitten in dem satten Grün ein brauner Fleck … Ein Stück der Grasnarbe war abgerutscht und über hundert Meter den Hang nach unten geschlittert. Weit unten, am Fuß des Berges, war das abgerutschte Stück Wiese zum Stillstand gekommen. Es erschien mir wie ein Wunder: Auf der Mitte des grünen Plackens, der seinen Ort so dramatisch verändert hatte, stand, aufrecht wie eine Eins, ein Baum.«

Das Bergdorf

Diese Geschichte ist in ähnlichen Situationen wie die vorige einsetzbar. Ich verwende sie bei Klienten, die Angst haben, dass ihr Leben zerstört sei und keine Hoffnung mehr für Sie bestünde, unter anderem bei traumatisierten Klienten, in der Paartherapie, bei Depression, nach Trennungen und in Zeiten der Rekonvaleszenz.

»Waren Sie schon einmal in den Bergen? Es gibt dort ein Phänomen, das Mure heißt. Wenn es viel regnet oder der Schnee schmilzt, wird ein Bach zu einer tobenden Flut, die Schlamm, Geröll und Bäume mit sich reißt und ein Dorf schwer beschädigen kann. Die Bewohner retten sich, aber wenn das Wasser abgelaufen ist, sind ihre Häuser sehr in Mitleidenschaft gezogen. Die Bewohner versammeln sich und beraten miteinander. Wahrscheinlich beauftragen sie eine Baufirma, die mit Baggern und Lastwagen den Schlamm und das Geröll aus dem Dorf räumt. Danach kommt ein Statiker, der guckt, ob alles stabil ist. Dann kommen die Maurer, Zimmerleute und Dachdecker. Schauen Sie sich an, was die machen ... Dann kommen die Fensterbauer, die Schreiner und Fliesenleger. Dann kommen die Elektroinstallateure und Gas-Wasser-Installateure, zwischendurch die Straßenbauer und die Leute von der Kanalreinigung. Irgendwann kommen schon die Maler. Welche Farben sollen die Häuser haben? Dann die Landschaftsgärtner: Sollen auf ihrem Dorfplatz Bäume gesetzt werden? Gibt es Blumen für ihre Fensterbänke? Soll ein Denkmal an die Katastrophe erinnern? Wie soll es aussehen? Ein Stein? Eine Tafel? Eine Hochwassermarke? Wo soll der Gedenkort sein? Soll er feierlich eingeweiht werden? Eine Ansprache der Bürgermeisterin, dann der Gesangverein, die Kranzniederlegung, die Alphornbläser, der Pfarrer spricht ein Gebet. Oder wie läuft das bei Ihnen? Die Straßenbauer richten die Brücke wieder her – wie? Eine Brücke aus Stein, Holz oder Metall? Und was kann man tun, damit so eine Flut nicht wiederkommt? Die Dorfleute holen ein Präventionsteam, das sie berät. Man kann den Bach verbreitern, mit Mauern auf den Wiesen oberhalb des Dorfes eine Überflutungszone einrichten. Man kann einen Kanal graben, der das Wasser ab einer bestimmten Höhe umleitet. Die Hänge am Bach kann man mit tief wurzelnden Bäumen bepflanzen, als Erosionsschutz. Was beschließen die Dorfbewohner? Vielleicht feiern sie zur Wiederherstellung ihres Dorfes ein Fest. Was brauchen sie dazu? Musikkapellen? Kaffee? Kuchen? Lampions? Freibier? Einen Festakt zur Einweihung der Brücke? Wenn Sie sich umschauen und in die Gesichter der Leute blicken, was sehen Sie da? Wie fühlt sich das an?«[68]

68 Ein ausführliches Fallbeispiel zu dieser Intervention findet sich in Hammel 2014, 151 ff.

Wenn die Läuse weg sind

Diese Geschichte verwende ich als Abschlussintervention bei Klienten, die offenbar aus Angst vor der Angst womöglich die Rest-Angst vergrößern oder beim Versuch, einen Zwang zu unterbinden, diesen verstärken könnten.

»Hatten Sie in Ihrem Leben schon einmal Läuse? Es ist gar nicht so einfach, die wegzukriegen, wenn man sie einmal hat. Das Interessante ist: Wenn man sie losgeworden ist, jucken sie immer noch. Man hat ja keinen Beweis, ob nicht irgendwo eine Nisse übriggeblieben ist, aus der doch wieder eine Laus geschlüpft sein könnte. Und während man überlegt, ob es nicht doch irgendwo juckt, fängt es schon an. Sogar während wir darüber reden, jucken Sie sich. Mich juckt es auch: Ein hässlicher suggestiver Effekt. Manche brauchen noch eine ärztliche Bestätigung, um dem Frieden zu trauen, dass die Läuse weg sind. Hat man sich dann vergewissert, dass wirklich keine Läuse mehr da sind, dann hört das Jucken auf, und erlösendes Behagen breitet sich aus. So ist es mit der Angst vor der Angst. Nach allem, was ich sehe, ist Ihre Angststörung behoben. Die Läuse sind weg. Die Ausgangsangst ist aufgelöst. Das ist vielleicht ein bisschen ungewohnt. Es kann einen Augenblick dauern, bis Ihr ganzes Ich das ganz begreift. Es kann sein, dass Sie vorübergehend und noch ab und zu eine kleine Angst vor der Angst haben, wie wenn es kratzt, obwohl die Läuse weg sind. Wenn es so wäre, würde ich mir darum keine Gedanken machen. Das geht vorbei, und dann wird es gut.«

Lernen wie Spielen

Die Intervention »Lernen wie Spielen« eignet sich besonders bei Prüfungsangst.

»Als Sie ein Kind waren, haben Sie in kurzer Zeit Laufen, Sprechen und vieles andere gelernt. Es gab keine Noten, keine Strafen, keinen Druck. Aus allem konnten Sie ein Spiel machen. Das Leben war eine Entdeckungsreise, es war aufregend und schön. Wenn man auf das Ergebnis sieht, war es effektiver als das Lernen in der Schule. Sagen Sie doch Ihrem Inneren einen Gruß, es soll das Spiellernen wieder einschalten. Sagen Sie ihm, die Noten sind ab jetzt egal. Wenn Sie spielen, anstatt zu arbeiten, um sich auf die Prüfung vorzubereiten, werden die Noten von selber besser, und Spaß macht es auch. Fragen Sie nicht, wie Ihr Gehirn das macht. Vertrauen Sie Ihrem Gehirn: Es weiß, wie das geht. Es hat die ersten sechs Jahre alles so gemacht, mit sehr, sehr gutem Erfolg.«[69]

Futterspender

Diese Geschichte habe ich bei Musikern mit Lampenfieber eingesetzt, später bei Schülern und Studenten, die sich vor Referaten oder mündlichen Prüfungen fürchteten. Der abschließende Gruß fördert als posthypnotische Suggestion die Übernahme der Technik ins unwillkürliche Verhaltensrepertoire des Künstlers oder Prüflings.

---

69 Eine Variante des Grußes findet sich in Hammel 2017, 105.

»Kennst du diese Futterspender, mit denen Vögel, Hunde, Katzen versorgt werden, und auch die Tiere in der Landwirtschaft? Das ist eine aufrecht stehende Röhre, innen mit Futter gefüllt. Am unteren Ende ist ein Loch, durch das das Futter seitlich in einen Trog rutscht. Immer, wenn unten Futter weggefressen wird, rieselt von der Seite etwas nach. Von oben kann man die Röhre wieder auffüllen. Natürlich muss so ein Futterspender auch gereinigt werden, sonst wäre es unhygienisch. Unten am Trog gibt es eine Klappe. Wenn man die öffnet, rieselt alles heraus. So kann man die Röhre waschen und desinfizieren. Stell dir vor, dein Körper ist so ein Futterspender, gefüllt mit Lampenfieber. Wie sehen diese Lampenfieberkörnchen bei dir aus? Welche Farbe haben sie? Wie hoch ist dein Körper gefüllt? Okay. Vielleicht ist es Zeit, deinen Körper zu reinigen. Vorne an den Zehen hast du Klappen; Öffne die – plipp, plopp! – Jetzt rieselt das ganze Lampenfieber heraus. Schau dir vor dem inneren Auge an, wie sich der Pegelstand senkt: Erst ist er an den Hüften, dann an den Oberschenkeln, an den Waden, an den Knöcheln, dann sind noch Körnchen auf der Fußsohle, und schließlich ist alles leer. Stell dir einmal vor, wie du deinen Körper mit Wasser und Desinfektionsmittel ausspülst, und schließlich machst du die Klappen wieder zu. Wie fühlt sich das jetzt an? Wenn du jetzt Musik machen würdest, wie wäre das? Wunderbar. Sag dem Gehirn, dass es eine automatische Reinigungsfunktion installiert, die sich vor jedem Konzert aktiviert. Natürlich kannst du die Leerung und Reinigung auch manuell vornehmen, wann immer du willst.«

Stärker als die Kuh

Diese Geschichte erzähle ich Menschen, die in gefährlichen Situationen der Angst standhalten müssen, etwa im Kontext von Gewalt in Familien oder öffentlichen Einrichtungen (Schule, Psychiatrie, Strafvollzug) oder bei Mobbing am Arbeitsplatz.

»Wir wandern in den Bergen. Eine Kuh steht auf dem Weg. Nichts Besonderes. Die Kuh weicht aus, geht zur Seite. Nach fünfzehn Metern dreht sie sich um. Sie läuft, rennt, rast in vollem Galopp auf uns zu. Wohin ausweichen? Es geht ums Überleben! Ich breite meine Arme wie Hörner aus und schaue ihr ins Gesicht. Entschlossen stelle ich mich ihr entgegen. Vielleicht stoppt sie das. Wenn nicht, will ich in letzter Sekunde zur Seite springen. Offenbar habe ich die Kuh überrascht. Jäh bremst sie ab, dreht sich zur Seite und trottet davon. ›Woher wusstest du, dass das funktioniert?‹, fragt meine Begleiterin, entsetzt und erleichtert. ›Ich habe von einem kleinen Mädchen gehört, das dasselbe gemacht hat. Bei dem hat es geklappt.‹«[70]

Was die Überlebenden eint

Dies erzähle ich Menschen, die die Gefahr, in der sie sich tatsächlich befinden, anscheinend nicht sehen wollen und sich stattdessen mit unspezifischen Angstgefühlen quälen, beispielsweise denen, die medizinische Untersuchungen

---

70 Die Geschichte dieses Mädchens findet sich in Hammel 2009, 130 f.

und Behandlungen verschleppen oder die sich angesichts häuslicher Gewalt nicht in Sicherheit bringen.

Gab es etwas, was die Holocaust-Überlebenden oder viele von ihnen gemeinsam hatten? Jemand wollte dies herausfinden und führte Interviews mit einer größeren Zahl von Überlebenden durch. Er stieß auf drei Gemeinsamkeiten:

1. Sie betrachteten die Situation ohne Beschönigung und kamen zu dem Schluss: Das kann tödlich enden.
2. Sie hatten die Überzeugung: Ich habe die Möglichkeit, mich zu retten.
3. Sie gingen ins Handeln, bevor die Angst sie lähmte.

Im Radio habe ich vor langer Zeit davon gehört. Woher die Studie stammt, weiß ich nicht. Aber die drei Punkte habe ich mir gemerkt. Ich hatte das Gefühl, sie könnten irgendwann noch einmal für jemanden wichtig sein.

Brückenphobie

Diese Intervention ist bei Phobien hilfreich. Bei einer Spinnenphobie kann der Klient von ihm geschätzte Tiere wie Katzen mit imaginierter Zauberkraft allmählich in Schein-Spinnen verwandeln und zurücktransformieren, bei anderen Phobien passt man das Verfahren entsprechend an. Lebensmittelphobien funktionieren mit Ekel; das ist die Angst der Körperöffnungen.

»Stellen Sie sich vor, Sie fahren eine lange, gerade Landstraße entlang. An einer Stelle läuft ein winzig kleiner Bach unter der Straße durch eine Röhre. In der Hand haben Sie eine Fernbedienung, mit der Sie die Landschaft verändern. Mit einer Fingerbewegung können Sie die Röhre viel größer machen. Mit einer anderen Bewegung können Sie die Straße anheben, sodass sie auf einem Damm verläuft. Sie fahren oben und schauen auf die Landschaft. Machen Sie den Damm immer höher und steiler, bis er senkrecht steht, wie eine Mauer. Ihnen gehört die Fernbedienung. Wenn Sie Lust haben, können Sie die Mauer wieder zum Damm machen und den Damm immer kleiner, und die Röhre auch, bis sie aussieht wie zuvor. Jetzt können Sie das Ding wieder hochfahren, bis die Mauer höher ist als vorher. Machen Sie die Röhre immer größer, zu einem riesigen Bogen. Gestalten Sie eine immer höhere, längere Brücke und fahren Sie sie wieder herunter zu einer Flachland-Straße, wieder hoch und wieder herunter. Sie haben die Fernbedienung, Sie kontrollieren das, ich könnte auch sagen: Ihr Gehirn. Merken Sie, wie es immer leichter wird, immer leichter, schöner und selbstverständlicher? Genießen Sie es. Sagen Sie Ihrem inneren Regisseur: Wahrnehmung ist ein Film, zwischen Imagination in Ihrem Gehirn praktisch kein Unterschied, und was hier immer leichter geworden ist und immer leichter wird, kann es auf die materiellen Brücken übertragen und dort genauso anwenden. Wann testen Sie Ihre nächste Brücke?«

Gespenster verjagen

Geschichten dieser Art erzähle ich Kindern, die Ängste vor Phantomfiguren und -ereignissen entwickelt haben.

»Der berühmte Doktor Martin Luther, den du vielleicht aus Reli kennst, der hatte auch schon Angst vor Gespenstern. Er nannte sie die ›Teufel‹, und er hat nach einigem Experimentieren eine Methode entwickelt, wie er die Teufel vertreiben konnte. Möchtest du wissen, wie? Er hat gesagt: ›Wenn der Teufel kommt, dann dreh' ich mich um, zieh' die Hose 'runter und furz' ihm ins Gesicht!‹ Die Geister können nämlich nur eines wirklich gut, das ist ihr Hobby, nämlich Angst machen. Wenn sie merken, dass sie damit keinen Erfolg haben, dann werden sie frustriert. Erst ärgern sie sich, dann langweilen sie sich, und dann verschwinden sie. Wie kannst du den Geistern zeigen, dass du überhaupt nicht von ihnen beeindruckt bist?«[71]

71 Hammel 2006, 77

9. Systemische Therapie

Stefan Hammel, Claudia Weinspach, Astrid Vlamynck

Die Systemische Therapie hat sich seit ihren Anfängen in den 50er-Jahren stark entwickelt und verbreitet. Ihr Ursprung liegt überwiegend bei der Palo-Alto-Gruppe um **Don Jackson**, **Virginia Satir** und **Paul Watzlawick**, die mit **Gregory Bateson** und **Milton Erickson** in Verbindung standen. Von deren Arbeit ließ sich die sogenannte Mailänder Gruppe um **Mara Selvini Palazzoli** inspirieren. Beide Gruppen hatten Einfluss auf die Entwicklung der Gruppe um **Helm Stierlin** in Heidelberg. Zunächst wurde die Systemische Therapie vorwiegend mit Paaren und Familien durchgeführt, später wurde daraus eine Arbeitsform für die Einzelberatung und ein Instrument für Coaching und Mediation in Gruppen, Teams und Unternehmen. Auch in der Pädagogik wird die systemische Arbeitsweise zunehmend eingesetzt.

Systemische Therapie ist …

- beziehungsorientiert,
- ziel- und auftragsorientiert,
- zukunftsorientiert,
- ressourcenorientiert und
- lösungsorientiert.

Beziehungsorientiert, das heißt:
Systemische Therapie legt den Schwerpunkt der Aufmerksamkeit weniger auf Symptome des Individuums, in unserem Fall also auf die Angst, sondern auf die Deutungs- und Interaktionsmuster, die die Beziehungen zwischen den Mitgliedern eines Systems regulieren. Die Entwicklung solcher Muster wird nicht als linearer, sondern als zirkulärer Prozess gedeutet: Ein Mann hat etwa Angst, dass seine Frau sich von ihm abwendet, und reagiert darauf mit Aggression oder Rückzug – was bewirkt, dass sie sich abwendet. Das verstärkt seine Angst, und er tut mehr vom selben, was bei ihr mehr vom selben auslöst. Die Systemische Therapie gibt Impulse, um stabile Muster, die als belastend erlebt werden, zu unterbrechen und in andere, als hilfreich erlebte Muster zu überführen. Dabei kann auch mit der »Beziehung« des Klienten (und der Klientin) *zu seiner Angst oder Angstreaktion* gearbeitet werden. Es wird damit gerechnet, dass der Therapeut nicht unabhängig vom beratenen System handelt, sondern wechselwirksam mit diesem interagiert.

Ziel- und auftragsorientiert, das heißt:
Zu Beginn der Therapie – und bei Bedarf auch zwischendurch – wird ein konkretes Anliegen formuliert, das der Klient mit Unterstützung des Therapeuten erreichen will. Entscheidend ist, was der Klient erreichen will, nicht, was der Therapeut für den Klienten für richtig hält. (Allerdings braucht der Therapeut Aufträge nicht anzunehmen, die seinen Werthaltungen widersprechen.) Im Verlauf der Arbeit wird ausgewertet, ob das Vorgehen zum

Erreichen des Zieles beiträgt, und gegebenenfalls modifiziert.

Zukunftsorientiert, das heißt:
Der Blick in die Vergangenheit und Gegenwart spielt nur insoweit eine Rolle, als es hilfreich ist, um eine Zukunft im Sinne der Ziele des Klienten zu erreichen, also etwa von den bisherigen Ängsten frei zu sein.

Ressourcenorientiert, das heißt:
Die Therapie ist nicht auf Defizite im System hin orientiert, etwa auf Belastungen durch die Angst oder Angstreaktionen, die sich nachteilig auswirken, sondern auf das, was als zielführend, stärkend und möglichkeitserweiternd erlebt wird. Überlegt wird: Welche gute Absicht, welche Kompetenz oder welches nachvollziehbare Bedürfnis kann hinter einem Symptom wie der Angst stehen, aktuell oder in der Zeit, in der sie entstanden ist? Wofür kann sie möglicherweise gut sein? Wie kann sie eventuell sogar genutzt werden, um etwas Gutes zu erreichen?[72]

Lösungsorientiert, das heißt:
Die Therapie ist nicht schwerpunktmäßig auf das Problemerleben des Klienten (also der Idee: »Es ist nicht, wie es sein soll«) fokussiert, obwohl sie dort anknüpfen kann, um Verständnis für seine Ausgangssituation zu entwickeln und zu äußern. Sie orientiert sich vielmehr daran, wie ein Zustand erreicht wird, den der Klient entweder ganz oder doch zu

72 Mehr hierzu im Kapitel über Utilisation.

einem möglichst hohen Grad als gelöst erlebt. (»Es ist jetzt, wie es sein soll.«) Die Therapie ist auch nicht an Restriktionen orientiert, auf die der Klient keinen Einfluss hat, sondern auf Aspekte der Situation, auf die er im Sinne seines Zieles einwirken kann.

Zum Methodenspektrum der Systemischen Therapie gehören vielfältige Fragetechniken, die wertschätzende Anerkennung des Vorhandenen (positive Konnotation), paradoxe Interventionen, Rituale, »Hausaufgaben« und neue Deutungen von Aspekten der geschilderten Problemsituation als Teil einer Lösung (Reframings). Im Umgang mit Ambivalenzen von Klienten sowie im Dialog mit Systemaufstellungen hat sich die Arbeit mit Persönlichkeitsanteilen und inneren Teams als weiterer Bereich der Systemischen Therapie herausgebildet.

Das momentane und das gewünschte Maß an Gelassenheit (Skalierungsfragen I)

Die unten vorgeschlagenen Fragen[73] drücken implizit aus, dass es möglich ist, sich auch im Bereich unwillkürlicher Reaktionen Ziele zu setzen und sie zu erreichen. Gelassenheit statt Angst zu skalieren hilft, die Aufmerksamkeit hin zu einem hilfreichen Zielerleben zu wenden. Weil der Blick in unserer Kultur von links nach rechts und von unten nach oben wandert, wird das erwünschte Ergebnis mit der

---

73 Zu Skalierungsfragen s. Schlippe & Schweitzer 1999, 143 f., Mücke 2001, 298 ff.

»Zehn« (am oberen oder rechten Skalenende verortet) verbunden. Wird die Zieldefinition mit der »momentanen Sicht« des Klienten verknüpft, impliziert das, dass es sich nicht um den maximal erreichbaren Wert, sondern um ein Etappenziel handelt. Auf dieser Basis lässt sich später leichter weiterarbeiten. Die Schlussfragen beinhalten, dass der Klient sein Ziel womöglich schon vor dem Stundenende erreicht. Der Therapeut erwartet offenbar, dass die nächste Etappe – also das Ziel hinter dem Ziel – noch in derselben Sitzung begonnen und womöglich vollendet werden kann.

»Auf einer Skala von null bis zehn – wenn ›null‹ gar keine Gelassenheit, also viel Angst, und ›zehn‹ völlige Gelassenheit wäre – wo sind Sie gerade?
Und wo möchten Sie heute hinkommen?
Was wäre aus Ihrer momentanen oder bisherigen Sicht gerade noch realistisch?
Angenommen, wir sind vor dem Sitzungsende dort angekommen, was machen wir dann? Heimgehen, den nächsthöheren Wert angehen oder ein anderes Ziel suchen?«

Die richtige Balance von Angst und Gelassenheit (Skalierungsfragen II)

Das Ziel der folgenden Fragenreihe ist, die Ideen des Klienten über seine Angst – und damit seine Beziehung zu ihr – in Fluss zu bringen. Wenn seine Beziehung zur Angst nicht mehr von Angst, sondern von Respekt und Neugier geprägt ist, endet der Kreislauf der Selbstverstärkung des Symptoms. Die Schlussfragen kehren nochmals den Aufmerksamkeitsfokus vom Ausgangs- zum Zielerleben um. Wieder wird impliziert, dass es möglich ist, im Bereich unwillkürlicher Symptome Ziele zu setzen und zu erreichen. Das Frontalhirn, das sich gerne »ich« nennt, kann es nicht, aber irgendwo im großen »Ich« ist jemand, der wählen kann, wie viel Angst jetzt richtig ist.

»Angenommen, Angst hätte – evolutionär betrachtet – einen Sinn, und Ihre Angst wäre sozusagen zu hoch dosiert, wie viel Angst würden Sie sich wünschen, damit es nicht zu viel, aber eben auch nicht zu wenig wäre? In Prozent ausgedrückt?
Wenn Gelassenheit das Gegenteil von Angst wäre, gibt es auch zu viel davon? Wie viel Prozent Gelassenheit würden Sie für optimal halten?«

Die Unterscheidung von Angst und Gefahr (Vergleichsfragen)

Die Unterscheidung von Angst und Gefahr flexibilisiert das Angsterleben. Mit der Frage, wann Angst und Gefahr am wenigsten bzw. gar nicht zusammenpassen, wird der Aufmerksamkeitsfokus wieder in Richtung Zielerleben umgekehrt. Auch die Frage, wann Angst und Gefahr »eher zusammenpassen«, relativiert die Idee, dass Angst adäquat auf die jeweilige Gefahr abgestimmt sei. Die Suche nach solchen Situationen wird wahrscheinlich ergeben, dass die Angst im Verhältnis zur aktuellen Gefahr ständig zu groß ist. Wenn dieses Fazit nicht provokativ von außen an den Klienten herangetragen wird, sondern als Ergebnis einer inneren Suche zutage tritt, kann das dazu beitragen, dass der Klient seine Angst unwillkürlich nachreguliert[74].

»Wenn es stimmt, dass der Grad der Angst nicht unbedingt ein Maß für die Größe einer Gefahr ist, sodass man Angst und Gefahr unterscheiden kann – in welcher alltäglichen Situation passen Angst und Gefahr am wenigsten zusammen? Wann vielleicht eher? Wann womöglich gar nicht?«

Wie bekomme ich mehr Angst? (Verschlimmerungsfragen)

Verschlimmerungsfragen[75] können Klienten helfen festzustellen, ob und wie sie versehentlich etwas zum erlebten Problem beitragen, und Ideen zu entwickeln, welche umgekehrten Beiträge ihrerseits einen positiven Beitrag leisten können.

»Wenn wir uns vorstellen – verrückte Idee! –, Sie wollten Ihre Angst einmal noch stärker machen, gäbe es etwas, was Sie dazu beitragen können? Wie müssten Sie es anstellen? Könnten Sie es schaffen?
Ich weiß, es ist verrückt, aber: Wenn Sie sich dabei Hilfe holen wollten, wer könnte noch dazu beitragen, Ihre Angst zu verschlimmern? Was müssten Sie tun, um ihm dabei zu helfen? Wie könnten Sie sicherstellen, dass er es auch wirklich tut?«

74 Weitere Fragen zur Wirklichkeitskonstruktion im Problemkontext s. Schlippe & Schweitzer, 146.

75 Zu Verschlimmerungsfragen s. Schlippe & Schweitzer 1999, 147, 160, Mücke 2001, 300 f.

Angst üben (Paradoxe Intervention und Symptomverschreibung)

Die meisten unwillkürlichen Reaktionen können nicht absichtsvoll herbeigeführt werden. Der Versuch, eigene Angst willkürlich zu erzeugen, endet oft sogar in einer Verminderung oder Auflösung der Symptomatik. Das Symptom lässt sich reduzieren, indem man versucht, es herbeizuführen. Selbst wenn es Klienten gelingt, die erlebte Angst absichtsvoll zu verstärken, bedeutet das, dass ihr Symptom regulierbar ist. Formulierungen wie »probieren Sie«, »versuchen Sie«, »kriegen Sie das hin?« wecken beim Klienten Zweifel an seiner Fähigkeit, seine Angst zu verstärken, und verstärken damit die erwünschte Tendenz zum »Scheitern«. Bei der abschließenden Hausaufgabe wird der paradoxe Effekt auf die Spitze getrieben: Das absichtsvolle Erzeugen des Symptoms wird ritualisiert und vom Therapeuten eingefordert. Die Intervention ist üblicherweise auch bei den Klienten wirksam, die die Aufgabe »vergessen«[76].

»Auch wenn Sie die Angst nicht mögen, was ich verstehe, habe ich eine Bitte: Probieren Sie einmal, für einen Moment noch mehr Angst zu haben! Kriegen Sie es hin?
Wenn Sie sich eine dieser schlimmen Situationen vorstellen, von denen Sie erzählen, wird es wahrscheinlich zunächst ein-

76 Zu den verschiedenen Formen von paradoxen Interventionen und Symptomverschreibungen s. Hammel 2009, 237 ff., Mücke 2001, 306 ff., Simon & Rech-Simon 2000, 281.

mal unangenehmer, ja? Versuchen Sie einmal, während Sie sich das vorstellen, noch mehr Angst zu haben. Geht das?
Ich möchte Sie bitten, bis wir uns wiedersehen, Ihren Handywecker zu stellen, sodass er Sie dreimal am Tag an etwas erinnert. Ich bitte Sie, sich dreimal am Tag eine dieser unangenehmen Situationen vorzustellen und zu probieren, ob Sie Ihre gefühlte Angst davor stärker bekommen können. Dabei möchte ich Sie bitten, einen Zettel mit einer kleinen Tabelle mitzuführen und jedes Mal einzutragen, wo auf einer Skala von null bis hundert der maximale Wert liegt, den Sie hinbekommen haben. Versuchen Sie das bitte konsequent zu machen und möglichst alle Werte einzutragen. Ich weiß, dass das ein bisschen ungewöhnlich klingt, aber ich glaube, wir können das nutzen. Beim nächsten Mal schauen wir, wie sich das mit der Angst entwickelt hat.«

Mauerblümchen oder Königin (Münzwurf-Intervention)

Auch diese »Hausaufgabe« impliziert, dass unwillkürliche Reaktionen regulierbar sind. Die Aufforderung, sich an bestimmten Tagen genauso ängstlich wie sonst oder noch ängstlicher zu verhalten (Paradoxe Intervention), wird mit einer Beobachtungsaufgabe verbunden. Deren Ziel ist es, Unterschiede im Verhalten des Klienten zu erzeugen, die Wahlmöglichkeiten schaffen. Generell wird hier der Fokus von Emotionen (Angst), die scheinbar unbeeinflussbar sind, auf Verhalten und auf das Erleben innerer Bilder hin verschoben, das wählbar ist. Die Aufgabe, sich an anderen Tagen wie bisher zu verhalten, enthält eine Paradoxie:

Wenn ich bewusst dasselbe tue, was ich bisher unbewusst tat, tue ich nicht dasselbe. Damit unterbreche ich das bisherige Handlungsmuster. Das neue Verhalten beeinflusst den Grad der erlebten Angst unmittelbar durch das Erleben von Gestaltungsmöglichkeiten und mittelbar durch die Reaktionen der anderen beteiligten Personen.

»Ich möchte Sie bitten, jeden Morgen eine Münze zu werfen. Wenn die Zahl fällt, bitte ich Sie, Ihrer Chefin und den Kollegen möglichst vorsichtig zu begegnen, ihnen alles zu Gefallen zu tun, keine Widerworte zu geben und ansonsten möglichst unauffällig zu sein. Wenn der Adler fällt, bitte ich Sie, sich morgens besonders schön zu machen, sich ein bisschen auffällig anzuziehen und zu beschließen, dass Sie als Königin von Deutschland zur Arbeit gehen. Ich bitte Sie zu beobachten, was der Unterschied zwischen den Zahl-Tagen und den Adler-Tagen ist, und mir das beim nächsten Mal mitzuteilen. Ist das für Sie in Ordnung?«

Botenstoffe (klassisches Reframing)

Beim Reframing[77] werden Elemente der vom Klienten präsentierten Problemsituation neu gedeutet und als Teil einer Lösung präsentiert. Hier wird die Aufmerksamkeit vom Leiden an der Angst hin zu sinnvollen biochemischen Prozessen verschoben.

77 Zur Methodik des Reframings s. Hammel 2009, 272 ff., Hammel 2011, 145 ff., Mücke 2001, 314 ff., Schlippe & Schweitzer 1999, 177 ff., Simon & Rech-Simon 2000, 280.

»Es ist gut, wenn Sie ein bisschen Prüfungsangst behalten. Ich würde mir wahrscheinlich mehr Sorgen machen, wenn Sie gar keine hätten. Das ist ein Zeichen, dass Ihr Körper sich mithilfe von Hormonen und Botenstoffen auf eine von ihm erkannte Herausforderung vorbereitet. Es kann natürlich sein, dass er diese Stoffe unnötig hoch dosiert hat. Lassen Sie uns probieren, wie er das besser regulieren kann.«

Die seidene Hängematte (metaphorisches Reframing)

Menschen in Angst verwenden oft Sprachbilder, um ihre Situation darzustellen. Sie sprechen von sich auf einem »sinkenden Schiff«, auf »dünnem Eis« oder in einem »goldenen Käfig«. Wenn wir diese Bilder ganz wörtlich nehmen und vor unserem inneren Auge anschauen, lassen sie sich in einem gedanklichen Trickfilm oder Dokumentarfilm mit Happy End weiterentwickeln: Das sinkende Schiff kann ein Rettungsboot herablassen, auf dünnem Eis kann der Klient an Land robben, und Käfige, auch die goldenen, haben eine Tür[78].

»Sie sagen, Sie fürchten, Ihre Ehe hängt an einem seidenen Faden. Seide ist ja die stärkste bekannte Naturfaser. Wenn Sie sich Ihren inneren Film anschauen: Wie dick müsste Ihr seidener Faden sein, damit er Sie sicher trägt? Wäre es ein Garn, eine Schnur, ein Seil oder, kunstvoll verwoben, eine seidene Hängematte?«

78 Zum metaphorischen Reframing s. Hammel 2009, 251 ff., 273, Hammel 2011, 248 ff.

Was denken Ihre Kinder, dass Ihr Mann denkt … (Zirkuläre Fragen)

Zirkuläre Fragen[79] helfen herauszufinden, wie die Angst nach Ansicht der Klientin durch die Umgebung bewertet wird, welche Gefühle sie bei anderen auslöst und wie viel Unterstützung ihr wer geben kann. Sie geben außerdem Aufschluss darüber, wie die Klientin selbst ihre Umgebung wahrnimmt und einschätzt, was möglicherweise zu ihrer Angst beiträgt. Die indirekte Fragetechnik kann der Klientin das Antworten erleichtern, da sie nicht sofort über ihre eigenen Gefühle und Gedanken sprechen muss, zu denen sie möglicherweise noch keinen Zugang hat.

Nehmen wir die Angst vor dem Autofahren: Wenn die Klientin aus Angst vor unbekannten Straßen immer nur bestimmte Straßen fährt, könnte man sie fragen:

»Sie haben mir ja schon einiges zu den schwierigen Strecken erzählt, die Sie so fürchten. Da haben Sie mir ja berichtet, dass Ihr Mann neulich so genervt war, weil Sie auf dem Rückweg von Ihrem Urlaubsort nicht die kurze Autobahnstrecke nehmen wollten, sondern lieber den Ihnen bekannten längeren Weg auf den Landstraßen gewählt haben. Sie erzählten, dass die Kinder hinten im Auto gesessen haben. Mich interessiert nun, wie Ihre Kinder darauf reagiert haben, als Ihr Mann so genervt war.

79 Zu zirkulären Fragen s. Schlippe & Schweitzer 1999, 138 ff., Mücke 2001, 287 f.

Und was, glauben Sie, denken Ihre Kinder über Ihren Wunsch, einmal allein mit dem Auto ans Meer zu fahren?
Haben Sie auch Ihrer besten Freundin von Ihrer Angst erzählt? Oder haben die Arbeitskollegen es in den letzten Monaten irgendwie mitbekommen? Und wie – glauben Sie – reden Ihre Arbeitskollegen untereinander darüber, dass Ihr Mann Ihnen bisher alle Fahrten abgenommen hat, die für Sie schwierig waren?«

Die Leute in mir – Das innere Team zur Beratung einberufen

Bei dieser Intervention[80] geht es darum, die verschiedenen Persönlichkeitsanteile auf Augenhöhe miteinander in Kontakt zu bringen. So wird die angstbesetzte Situation von den unterschiedlichen Anteilen in ihren jeweiligen Perspektiven wahrgenommen. Wertvoll sind zum Beispiel Informationen, welcher Anteil das Vorhaben zur Überwindung der angstbesetzten Situation unterstützt und welcher es anzweifelt. Möglicherweise bestehen Spannungen zwischen den Persönlichkeitsanteilen, die bisher nicht berücksichtigt waren. Für jeden Teil kann ein zentraler Satz gefunden werden. Dieser wird gut lesbar auf ein Blatt Papier geschrieben.

Dann kann man sich die gesamte Situation aus einer Metaperspektive anschauen. Als Nächstes kann die Klientin von Anteil zu Anteil wandern, um in einem Gespräch

80 Zur Arbeit mit inneren Teams s. Mücke 2001, 330 ff., Hammel 2009, 308 f., Hammel 2011, 256 ff.

deren Positionen besser kennenzulernen. Der übergeordnete Sinn besteht darin, ein Team mit einem gemeinsamen Ziel zu entwickeln. Beispielsweise, dass alle wollen, dass es der Klientin besser geht.

Beim Thema Angst vor dem Autofahren auf unbekannten Strecken könnte die Intervention folgendermaßen aussehen:

»Vielleicht kennen Sie es schon, dass Sie unterschiedliche Standpunkte haben, die sich verändern können, ohne dass Sie genau wissen warum. So könnte es sein, dass Sie sich sagen, dass Sie die Strecke in der nächsten Woche einfach fahren werden. Doch mit dem Näherrücken der Fahrt kommt ein mulmiges Gefühl auf, das Sie nicht loslässt, und Sie halten es für unmöglich, es zu schaffen.

Nun stellen Sie sich einmal vor – auch wenn es vielleicht etwas seltsam ist –, dass es in Ihnen mehrere Personenanteile gibt, ganz wie in einem Team bei der Arbeit. Da gibt es vielleicht erfahrene Menschen und andere, für die eine Aufgabe Neuland ist. Es mag Zweifler geben, die grundsätzlich das Bewährte befürworten und Risiken scheuen, und Stürmer mit der Nase ganz vorne, immer in der Innovation. Genauso kann es sich in Ihrem inneren Team verhalten. Ein Teil von Ihnen fühlt sich vielleicht manchmal wie ein Kind, ein anderer Teil wie eine rebellische Jugendliche und ein weiterer Teil möglicherweise wie eine reife, weise Frau. Es könnte sogar sein, dass es in Ihrem inneren Team männliche Rollen gibt – vielleicht ein junger Polizist, der es sich zur Aufgabe gemacht hat, auf der Welt für Gerechtigkeit zu sorgen.

Nun lassen Sie uns einmal schauen, wie es in Ihrem Inneren

aussieht. Fangen wir mit dem Anteil an, der eine kleine Reise ans Meer machen und dabei einmal die Straßen ausprobieren möchte, die Sie noch nicht kennen ...
Gut. Und nun lassen Sie uns schauen, was es sonst noch für Anteile gibt. Vielleicht finden Sie einen Teil, der die Sache anders sieht und Ihr Vorhaben mit der experimentellen Kurzreise undurchführbar findet ...
Kennen Sie noch jemanden, der zu dieser Angelegenheit eine Meinung äußern möchte? Lassen Sie sich Zeit herauszufinden, ob sich vielleicht eine weitere Stimme zu Wort meldet ...
Wenn alle da sind, treten Sie einmal hier heraus. Genau. Sie können von hier aus alle Anteile wunderbar sehen und auch das, was Sie zur geplanten Reise gesagt haben.
Wenn Sie Lust haben, gibt es nun die Möglichkeit, sich noch einmal tiefer in die einzelnen Anteile hineinzuversetzen, um sie noch besser kennenzulernen, wie ein Schauspieler in seine Rolle. Das könnte auch hinsichtlich der Frage wichtig sein, wie sich alle besser miteinander beraten. Damit wachsen die Chancen, die beste Lösung zu finden. Gehen Sie in den Raum zu den einzelnen Anteilen. Verweilen Sie eine Weile in der Position, bis Sie spüren, dass sich ein anderer Anteil meldet. Gehen Sie dorthin.
Nun gehen Sie wieder in die Außenposition zurück. Schauen Sie sich bitte noch einmal alle Positionen an und lassen Sie alles auf sich wirken. Falls Sie etwas kommentieren wollen, tun Sie es ruhig, und sonst können Sie einfach schauen. Sie können davon ausgehen, dass Sie in den nächsten Tagen hinsichtlich der Reise eine gute Entscheidung treffen werden, die Sie passend umsetzen.«

Das soziale Panorama (Skulpturarbeit mit Knöpfen)

Diese Übung kann helfen, sich selbst und die Angst spielerisch im Lebenskontext und Beziehungsgefüge darzustellen. Das Externalisieren ermöglicht Distanz zum inneren Erleben, strukturierende Einsicht und kreative Neuausrichtung[81].

Lassen Sie den Klienten mit Knöpfen das Thema in seiner Umgebung darstellen. Zuerst lassen Sie ihn einen Knopf für sich selbst legen, dann für wichtige Menschen und andere wesentliche Aspekte seines momentanen Lebens, und auch einen Knopf für die Angst.

Dann wird besprochen, welcher Knopf wen oder was darstellt, wie es dem Dargestellten an dieser Stelle geht, wie die Beziehung zu den anderen Teilen ist, wer nah, wer fern ist und was das für den Klienten bedeutet, was er erlebt und empfindet. Auch die Wahl des Knopfes, sein Aussehen, die Textur, Größe kann bedeutsam sein.

Und nun legt er ein neues, ein Wunschszenario aus. Zuerst den Knopf für sich selbst, und dann immer weitere, die für ihn bedeutsam sind. Was ist jetzt anders? Was ist aus der Angst geworden? Was ist jetzt stattdessen?

Mit dem Lösungsbild wird die Übung beendet. Das Ganze wird ans Unbewusste abgegeben. Der Klient darf neugierig sein, was sich zu gegebener Zeit verändert, wie von selbst. Es ist erstaunlich, welche Wirkkraft diese Übung und das Lösungsbild haben.

---

81 Zu verwandten Verfahren s. Schlippe & Schweitzer 1999, 168 f.

Zu guter Letzt

Das Phänomen der Angst wird uns unser Leben lang begleiten. Wenn wir Angst haben, heißt das nur: Jeder von uns ist auch (nur) ein Mensch. Sicher können wir aber im Lauf unseres Lebens lernen, mit Angst immer wieder anders, neu, kreativ und hilfreich umzugehen.

Ich, *Stefan*, habe Angst vor bestimmten Vorträgen, nämlich dann, wenn ich denke, dass das Publikum mir kritisch oder mit besonderen Ansprüchen begegnet. In diesem Fall stelle ich mir beispielsweise vor, dass neben jedem Publikumsstuhl ein kleiner Papierkorb steht, in den die darauf sitzende Person die kritische Verpackung ihrer Gedanken entsorgen kann. Auch an meinem Platz gibt es einen solchen Papierkorb, in den ich während des Vortrags alle Selbstkritik legen kann[82].

Es kann auch sein, dass ich denjenigen in mir, der Angstsymptome hat, in Gedanken aus mir heraustreten lasse. Er darf neben mir stehen. Dann stelle ich den mit den restlichen Angstsymptomen neben die erste Person. Der, der dann noch Restsymptome hat, kommt neben ihn, der mit dem Rest vom Rest vom Rest von Angst daneben. Anschlie-

82 Vortrag bei TEDx Magdeburg, www.stefanhammel.de/blog/2018/10/25/3424

ßend stelle ich den perfektionistischen Stefan aus mir heraus und bitte ihn, die Tätigkeit fortzuführen und immer denjenigen mit einem dann noch vorhandenen Rest von Angst neben den vorangegangenen zu stellen, in einer langen Reihe bis ans Ende des Universums.

Vielleicht schicke ich aber auch meinem Gehirn einen Gruß mit der Mitteilung, dass unser Angstzentrum Inventur hat und erst morgen wieder öffnet. Vor meinem inneren Auge sehe ich viele fleißige Mitarbeiter, die die Angstauslöser kategorisieren und katalogisieren. Derweil wende ich mich anderen Dingen zu.

Und wie ist es mit der Angst bei mir, *Claudia*? Na klar, gibt es immer mal wieder Situationen, in denen ich viel Angst habe. Zum Beispiel war ich im letzten Winter in Thailand mit einem Schnellboot auf dem Weg zu einem Schnorchelplatz unterwegs. Der Skipper legte ein derartiges Tempo vor, dass unser Boot bei heulenden Motoren geradezu durchs Wasser schoss. Mir wurde mulmig, und in diesem Fall handelte es sich sogar um eine Kombination aus Angst und Übelkeit. Seine Anweisung an uns, alle Passagiere mögen unbedingt sitzen bleiben, damit »keiner über Bord geht«, trug auch nicht gerade zu meiner Beruhigung bei. Was ich gemacht habe? Ich habe gesungen, was das Zeug hielt, so laut ich nur konnte. Somit war mein Geist auf meine Töne und Texte fokussiert, der Atem ging gleichmäßig, und ich erzählte mir musikalische Geschichten … Nach zwei Stunden übers Meer rasen waren wir da. Ich war zwar etwas heiser, aber guter Dinge.

Wenn ich, *Astrid,* mal wieder Angst habe, dass ich zu kurz komme, wieder mal das weniger Wertvolle bekomme und weiß, dass diese Angst natürlich komplett überholt ist und ich mich dann auch noch dafür schäme und überhaupt nichts an mir gut ist, niemals war und nie sein wird und mir dann auch noch der Zustand der Welt zu Recht Angst macht … So habe ich jetzt auch den kleinen Herzhüpfball zur Verfügung, die Majestät der Berge und die Mitarbeiter im Angstzentrum. Und dann kuschle ich mich in die Hand einer Kraft, die größer ist als ich, die ich Optimismus und bedingungslose Liebe nenne. Und dort kann ich klopfen, im See der Möglichkeiten baden und den Angst-Staubsauger anwerfen. Dann habe ich Bonding, NLP, Klopfen, Hypnose und Claudia und Stefan zugleich. Bisher hatte ich schon ein stattliches Repertoire an fantastischen Interventionsmöglichkeiten. Nun habe ich noch einige mehr und ein Nachschlagewerk, das mich zudem an unsere wunderbare Zusammenarbeit erinnert.

Und so wünschen wir auch Ihnen, dass Sie sich nie entmutigen lassen, sondern volle Fahrt voraus: Wo die Angst ist, geht's lang. Mitten ins volle Leben.

Literatur

Aalberse, M. & Geßner-van Kersbergen, S. (Hrsg.) (2012): Die Lösung liegt in deiner Hand! Von der Energetischen Psychologie zur bifokalen Achtsamkeit. Emotionsregulation und Neurowissenschaften. Tübingen, dgvt

Bandler, Richard (1995): Time for a change. Lernen, bessere Entscheidungen zu treffen. Paderborn, Junfermann

Bauer, J. (2008): Das kooperative Gen. Abschied vom Darwinismus. Hamburg, Hoffmann & Campe

Bohne, M. (2008): Klopfen gegen Lampenfieber. Sicher vortragen, auftreten, präsentieren. Reinbek, Rowohlt

Bowlby, J. (1985): Bindung als sichere Basis. Grundlagen und Anwendung der Bindungstheorie. München, Reinhardt

Bowlby, J. (2001, 4. Auflage): Frühe Bindung und kindliche Entwicklung. München, Reinhardt

Brinkmann, R. (2010): Energetische Psychotherapie bei Doppeldiagnose Substanzabhängigkeit und komplexe Traumafolgestörung: eine Studie. In: Bohne (Hrsg.), Klopfen mit PEP. Heidelberg, Carl Auer, 143 ff.

Brisch, K. (2019): Bindungsstörungen. Von der Bindungstheorie zur Therapie. Stuttgart, Klett-Cotta

Brisch, K. (2019): Bindung und Trauma. Risiken und Schutzfaktoren für die Entwicklung von Kindern. Stuttgart, Klett-Cotta

Casriel, D. & Grover, A. (1971): Three Addicts and their Cure. New York, Hill and Wang

Casriel, D. (1995): Wiederentdeckung der Gefühle. Um einen Schrei vom Glück entfernt. Oberursel, 12 & 12

Dana, D. (2018): Die Polyvagaltheorie in der Therapie. Den Rhythmus der Regulation nutzen. Lichtenau, Probst

Diamond, J. (1987): Die heilende Kraft der Emotionen. Kirchzarten, Angewandte Kinesiologie

Dilts, R. (1994): Strategies of Genius. Vol. 1-3, Capitola (USA), Meta Publications

Eschenröder, C., Wilhelm-Gößling, C. (Hrsg.) (2012, 3. Aufl.): Energetische Psychotherapie – integrativ. Hintergründe, Praxis, Wirkhypothesen. Tübingen, DGVT

Eschenröder, C. (2018): Angstreduktion und Traumabewältigung durch Klopfen. Imaginative Konfrontation mit sensorischer Stimulierung und kognitiver Umstrukturierung als aktive Behandlungsmethode. Verhaltenstherapie & psychosoziale Praxis 3/2018, 669 ff.

Erickson, M., Rossi, E. (1981 a): Hypnose erleben. Veränderte Bewusstseinszustände therapeutisch nutzen. Stuttgart, Klett-Cotta

Erickson, M., Rossi, E. (1981 b): Hypnotherapie. Aufbau, Beispiele, Forschungen. Stuttgart, Klett-Cotta

Geary, B. (2009): Assessments in Ericksonian psychotherapy and hypnosis. Japanese Journal of Brief Psychotherapy, 18/2, 73 ff.

Gallo, F. & Vincenzi, H. (2001): Gelöst, entlastet, befreit. Klopfakupressur bei emotionalem Stress. Kirchzarten, Verlag für angewandte Kinesiologie

Grossmann, K. & Grossmann, K. (2004): Bindung und menschliche Entwicklung. John Bowlby, Mary Ainsworth und die Grundlagen der Bindungstheorie und Forschung. Stuttgart, Klett-Cotta

Grunwald, M. (2018): Homo Hapticus. Warum wir ohne Tastsinn nicht leben können. München, Droemer

Haley, J. (1999): Die Psychotherapie Milton H. Ericksons. Stuttgart, Klett-Cotta

Hammel, S. (2006): Der Grashalm in der Wüste. 100 Geschichten aus Beratung, Therapie und Seelsorge. Mainz, impress

Hammel, S. (2009): Handbuch des therapeutischen Erzählens. Geschichten und Metaphern in Psychotherapie, Kinder- und Familientherapie, Heilkunde, Coaching und Supervision. Stuttgart, Klett-Cotta

Hammel, S. (2011): Handbuch der therapeutischen Utilisation. Vom Nutzen des Unnützen in Psychotherapie, Kinder- und Familientherapie, Heilkunde und Beratung. Stuttgart, Klett-Cotta

Hammel, S. (2012 a): Art. Metapher. In: Kleve, H., Wirth, J. (Hrsg.): Lexikon des systemischen Arbeitens. Grundbegriffe der Systemischen Praxis, Methodik und Theorie. Heidelberg, Carl Auer, 264 ff.

Hammel, S. (2012 b): Art. Utilisation. In: Kleve, H., Wirth, J. (Hrsg.): Lexikon des systemischen Arbeitens. Grundbegriffe der Systemischen Praxis, Methodik und Theorie. Heidelberg, Carl Auer, 441 ff.

Hammel, S. (2014): Therapie zwischen den Zeilen. Das ungesagt Gesagte in Beratung, Therapie und Heilkunde. Stuttgart, Klett-Cotta

Hammel, S. (2015): Therapeutisches Erzählen. DVD-Dokumentation von vier Seminaren beim Institut für Hypnosystemische Beratung. Müllheim, Auditorium Netzwerk

Hammel, S. (2016 a): Alles neu gerahmt! Psychische Symptome in ungewöhnlicher Perspektive. München, Reinhardt

Hammel, S. (2016 b): Loslassen und leben. Befreiende Geschichten. Mainz, impress

Hammel, S. (2016 c): Therapeutische Hypnose. DVD-Dokumentation von drei Seminaren beim Institut für Hypnosystemische Beratung. Kaiserslautern, hsb westpfalz

Hammel, S. (2016 d): Therapeutisches Modellieren. DVD-Dokumentation von drei Seminaren beim Institut für Hypnosystemische Beratung. Kaiserslautern, hsb westpfalz

Hammel, S. (2017 a): Grüßen Sie Ihre Seele! Therapeutische Interventionen in drei Sätzen. Stuttgart, Klett-Cotta

Hammel, S. (2017 b): Therapeutisches Modellieren. DVD-Dokumentation von drei Seminaren beim Institut für Hypnosystemische Beratung. Müllheim, Auditorium Netzwerk

Hammel, S. (2018): Grüße und andere Kurzinterventionen in der Therapie von Trauma und Depression. CD-/DVD-Dokumentation eines Vortrags in Otterberg. Müllheim, Auditorium Netzwerk

Hammel, S. (2019): Lebensmöglichkeiten entdecken. Veränderung durch Therapeutisches Modellieren. Stuttgart, Klett-Cotta

Hammel, S., Hürzeler, A., Lamprecht, K., Niedermann, M. (2015): Wie das Krokodil zum Fliegen kam. 120 Geschichten, die das Leben verändern. München, Reinhardt

Hammel, S., Hürzeler, A., Lamprecht, K., Niedermann, M. (2018): Wie der Bär zum Tanzen kam. 120 Geschichten für einen gesunden Körper. München, Reinhardt

Hartmann, S. (2002): Emotionale Freiheit. Soforthilfe im Alltag mit Akupressur. Kirchzarten, Angewandte Kinesiologie

Hempen, C.-H. (2001): dtv-Atlas Akupunktur. München, dtv

Jochims, I. (2019): Meistere den Stress. Grundlagen der Polyvagal-Theorie. Berlin, Book on Demand

Lair, J. & Lechler, W. (1983): Von mir aus nennt es Wahnsinn. Protokoll einer Heilung. Stuttgart, Kreuz

Lechler, W. (1995): Nicht die Droge ist's. Wir sind alle süchtig. Oberursel, Mega Trends

Levine, P. & Autenrieth, S. (2016): Trauma und Gedächtnis. Die Spuren unserer Erinnerungen in Körper und Gehirn. Wie wir traumatische Erfahrungen verstehen und verarbeiten. München, Kösel

Mohl, A. (2006): Der große Zauberlehrling. Das NLP-Arbeitsbuch für Lernende und Anwender. Paderborn, Junfermann

Mücke, K. (2001, 2. Aufl.): Probleme sind Lösungen. Systemische Beratung und Psychotherapie – ein pragmatischer Ansatz. Ein Lehr- und Lernbuch. Potsdam, Ökosysteme

Pfeiffer, A. (2018): Was ist dran am Klopfen? Psychotherapeuten Journal 3/2018, 235 ff.

Porges, S. (2019): Die Polyvagal-Theorie und die Suche nach Sicherheit. Traumabehandlung, soziales Engagement und Bindung. Lichtenau, Probst

Porges, S., Dana, D. (2019): Klinische Anwendungen der Polyvagal-Theorie. Ein neues Verständnis des Autonomen Nervensystems und seiner Anwendung in der therapeutischen Praxis. Lichtenau, Probst

Rosen, S. (2000): Die Lehrgeschichten von Milton H. Erickson. Salzhausen, iskopress

Schlippe, A. von & Schweitzer, J. (1999): Lehrbuch der systemischen Therapie und Beratung. Göttingen, Vandenhoeck und Ruprecht

Schmidt, G. (2001): Spannende Neuentwicklungen aus dem Feld der Geist-Körper / Körper-Geist-Kommunikation – für alle, die sich dafür interessieren, wie unwillkürliche Selbstheilungs-Kompetenzen schnell und dauerhaft aktiviert werden können. M.E.G.a.Phon 33, 01/01, 18 ff.

Short, D. & Weinspach, C. (2010, 3. Aufl.): Hoffnung und Resilienz. Therapeutische Strategien von Milton H. Erickson. Heidelberg, Carl Auer

Simon, F. & Rech-Simon, C. (2000, 3. Aufl.): Zirkuläres Fragen. Systemische Therapie in Fallbeispielen: Ein Lernbuch. Heidelberg, Carl Auer

Stauss, K. (2006): Bonding Psychotherapie: Grundlagen und Methoden. München, Kösel

Uvnas-Moberg, K. & Peterson, M. (2005): Oxytocin, ein Vermittler von Antistress, Wohlbefinden, sozialer Interaktion, Wachstum und Heilung. Zeitschrift für Psychosomatische Medizin und Psychotherapie 51, 57 ff.

Vlamynck, A. (2009): Klopfen gegen Liebesleid. Selbstwertgefühl stärken – Attraktivität steigern. Hamburg, Rowohlt

Vlamynck, A. (2011): Energetische Psychologie. Psychische Aspekte in der TanzSportMedizin. In: Wanke, E. (Hrsg.): TanzSportMedizin. Handbuch für Tänzer, Trainer, Therapeuten und Ärzte. Köln, Sportverlag Strauß, 142 ff.

Vlamynck, A. & Wilhelm-Gößling, C. (2012): Integration Energetischer Psychotherapie in die Psychodynamische Psychotherapie. In: Eschenröder, C. & Wilhelm-Gößling, C. (Hrsg.): Energetische Psychotherapie – integrativ. Hintergründe, Praxis, Wirkhypothesen. Tübingen, dgvt, 217 ff.

Vlamynck, A. (2019): Klopfen für die Selbstwertstärkung. Stuttgart, Klett-Cotta

Watzlawick, P., Beavin, J. & Jackson, D. (1969): Menschliche Kommunikation. Formen, Störungen, Paradoxien. Bern, Hans Huber

Weinspach, C. (2013): Schamanische Lieder und Trommelrhythmen. CD, Münster, Weinspach

Winnicott, D. (1985): Vom Spiel zu Kreativität. Stuttgart, Klett-Cotta